排忧解男题

主　编　姜　辉　商学军　唐　珍
副主编　洪　锴　姜　涛　刘德风
绘　图　裘　萍

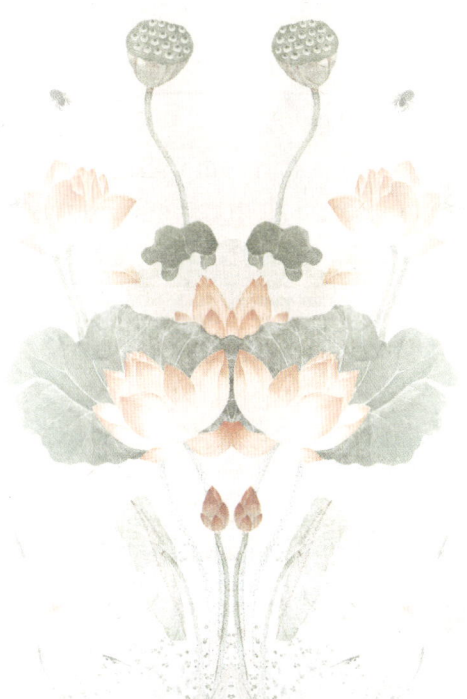

北京大学医学出版社

PAI YOU JIE NAN TI

图书在版编目（CIP）数据

排忧解男题 / 姜辉、商学军、唐珍主编 . -- 北京：
北京大学医学出版社，2015.1
ISBN 978-7-5659-0965-8

Ⅰ . ①排… Ⅱ . ①姜… ②商… ③唐… Ⅲ . ①男性－性教育 Ⅳ .
① R167

中国版本图书馆 CIP 数据核字 (2014) 第 231800 号

排忧解男题

主　　编：姜　辉　商学军　唐　珍
出版发行：北京大学医学出版社（电话：010-82802495）
电　　话：发行部 010-82802230；图书邮购 010-82802495
地　　址：（100191）北京市海淀区学院路 38 号 北京大学医学部院内
网　　址：http://www.pumpress.com.cn
E — mail：booksale@bjmu.edu.cn
印　　刷：北京强华印刷厂
经　　销：新华书店
责任编辑：冯智勇　　责任校对：金彤文　　责任印制：李啸
开　　本：889mm×1194mm　1/32　印张：3.25　字数：78 千字
版　　次：2015 年 1 月第 1 版　2015 年 1 月第 1 次印刷
书　　号：ISBN 978-7-5659-0965-8
定　　价：12.00 元

版权所有，违者必究

（凡属质量问题请与本社发行部联系退换）

编委名单

编　委 （按姓氏笔画排序）

毛加明　北京大学第三医院
邓春华　中山大学附属第一医院
田　龙　首都医科大学附属北京朝阳医院
刘德风　北京大学第三医院
杨宇卓　北京大学第三医院
张　炎　中山大学附属第三医院
张　勇　首都医科大学附属北京朝阳医院
张　哲　北京大学第三医院
张洪亮　北京大学第三医院
宗焕涛　首都医科大学附属北京朝阳医院
赵连明　北京大学第三医院
姜　涛　大连医科大学附属第一医院
姜　辉　北京大学第三医院
洪　锴　北京大学第三医院
高庆和　中国中医科学院西苑医院
郭　军　中国中医科学院西苑医院
唐　珍　环球时报《生命时报》
唐文豪　北京大学第三医院
商学军　南京军区总医院
梁季鸿　广西医科大学附属第一医院

前言

30年前,如果有人提到"性"这个字眼,所有人都会用异样的目光看待他,甚至给他扣上"没道德、不要脸"的帽子。

30年后,"性福生活""安全套""伟哥"等热词频频出现在报刊网络中,越来越多的人开始直面性话题,并通过学习性知识来提升性爱质量。

性不仅关系到生命的延续和家庭的稳定,而且是社会文明与和谐的巨大力量源泉。不过,由于我国性教育起步晚,传统偏见根深蒂固,仍有很多人缺乏正确的性观念和性知识,在夫妻生活中遇到问题时,常常感到茫然无措。

尤其是广大男性朋友,他们在两性关系中向来被冠以"强者"的称谓,对自己的性欲望、性能力、性表现更加在乎。可现代社会竞争越来越激烈、心理压力巨大,加上环境污染以及生活方式等因素,男性的生殖健康问题日益突出,这严重影响了男性的阳刚形象,也打击了男人的自尊心,给家庭生活蒙上了阴影。

为此,我们组织专家团队,历时一年多时间,编写了《排忧解男题》一书。该书主要有三大特点。

一是权威、科学。本书有一支专业的男科医生编写队伍,他们绝大多数来自三甲医院,长期工作在医院、科研机构,有着丰富的临床经验。在文章撰写方面,专家们十分严谨、科学，查阅、参考了国内外大量资料，力求把晦涩的医学知识用通俗易懂且准确的语言传递给读者。通过这本书，读者不仅能学到科学的两性知识，还能积累很多医学知识，会终身受益。

二是话题丰富。本书主编之一长期工作在健康媒体，积累了全国各地数千名读者的咨询电话和信件，从中选出问得最多、最有代表性的话题。所涉及到的知识点，上至七八十岁的老者，下至新婚夫妻都会关心。所以，整本书显得很"接地气"，贴近生活。

三是实用指导。书中对健康性生活进行了详细科学的指导，指出了如何享受性福生活和面对性生活中出现的问题。编者建议能夫妻共同阅读，相信双方都能从中受益，充满自信地面对性生活，不断提升性爱质量。

时代在发展，知识在进步。希望广大读者不断提出建议和批评，让本书更加完善、权威，为传播男性生殖健康知识和性科学作出应有贡献。

姜辉　商学军　唐珍
2014 年 10 月

目录

一、男人之"困" 1

1. 性欲由谁主宰 1
2. 性爱选个好时机 2
3. 性爱多久一次才合适 4
4. 男女高潮大不同 6
5. 四步获得性高潮 7
6. 前戏如同"开胃小菜" 9
7. 后戏,也有滋味 10
8. 神秘的 G 点 12
9. 性刺激有很多种 13
10. 避孕不会影响性感受 15
11. 胖人同房,姿势很重要 17
12. 运动,男人的生理伟哥 18
13. 男人要学会"养性" 20
14. "老少配",性爱也和谐 22
15. 心脏不好,性爱宜慢 24
16. 五个刺激为性爱"热身" 25
17. 性生活时注意护好腰 27
18. 结扎后,性爱更专心 28
19. 科学洗澡,提升性能力 30
20. 肿瘤康复期,不必排斥性 31

二、男人之"惑" 33

21. 什么影响了男人勃起 33
22. 男人性爱也会疼痛 34
23. 谁偷走了我们的性欲 36
24. 性猝死,必须警惕 37

25. 男人也会有性冷淡 ………………… 39
26. 警惕男人的性衰老 ………………… 41
27. 勃起差，也别放弃性生活 ………… 42
28. 打鼾，性生活杀手 ………………… 44
29. 别让亚健康毁了性 ………………… 45
30. 血糖高，性爱也会受阻 …………… 46
31. 性爱后头痛要警惕 ………………… 48
32. 身高也会影响性爱 ………………… 49
33. 女性容易性厌恶 …………………… 51
34. 离婚、分居、部分老年人群
　　别让性能力"待业" ……………… 52
35. 运动不当，小心伤性 ……………… 53
36. 妻子生产，丈夫性欲下降 ………… 55
37. 伟哥，吃不对很伤身 ……………… 56
38. 女性要当心精液过敏 ……………… 58
39. 拒绝五类危险性行为 ……………… 59
40. 几种情况不宜同房 ………………… 61

三、男人之"扰" ……………………… 63

41. 沐浴后自检生殖器 ………………… 63
42. 精液检查四项注意 ………………… 64
43. 烟和酒，男人的天敌 ……………… 66
44. 坏精液有三种 ……………………… 67
45. 精子被谁伤害了 …………………… 68
46. 保养得好，精液是用不完的 ……… 69
47. 怎样提高精子质量 ………………… 71
48. 射精太慢也是问题 ………………… 72
49. 忍精不射很伤身 …………………… 73
50. 频繁遗精要当心 …………………… 74

四、男人之"烦" 76

51. 前列腺，掌管射精与排尿 76
52. 前列腺带来的苦恼 77
53. 前列腺炎，要戴套性爱 79
54. 包皮，男人的保护伞 81
55. 睾丸，男人雄风发源地 82
56. 阴茎的功能 84
57. 羞涩的阴囊 85
58. 男人更年期也会没性欲 87
59. 缺少雄激素，性欲就没了 88
60. 几种前列腺杀手 89

五、男人之"忧"——国人最关心的男性健康问题 91

61. 问题一　性功能障碍 91
62. 问题二　前列腺疾病 92
63. 问题三　男性更年期 93
64. 问题四　精液质量 94
65. 问题五　心脏健康 95

一、男人之"困"

1. 性欲由谁主宰

每个人的性欲强弱都有所不同,同一个人,在不同年龄段性欲也存在显著差异。性欲是多种原因共同作用的结果,以下是对性欲影响较大的一些因素。

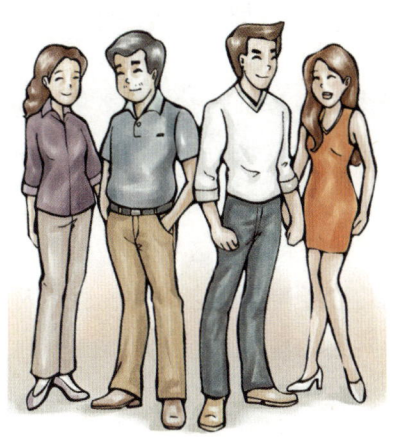

(1)**多巴胺等多种神经递质**。近些年神经生理学方面的多项研究发现,多种神经递质(如多巴胺、5羟色胺等)对性欲的产生具有重要作用。多巴胺是维持性欲的主要神经递质,没有它,人可能会对任何性刺激变得毫无兴趣。老年人的性欲降低也与多巴胺减少有关。

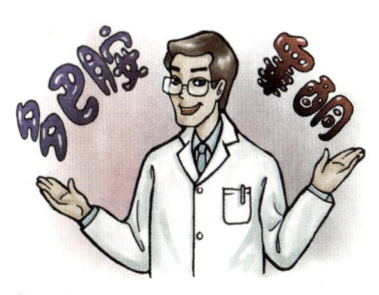

(2)**睾酮**。睾酮是雄性激素的一种,几十年来,它一直被认为是维持男女性欲的重要激素。男性的睾丸、女性的卵巢以及肾

上腺都会分泌睾酮。有研究认为，一些女性在排卵前一天会性欲增高，主要是因为肾上腺分泌的睾酮增加了。这也可以解释为什么女性在切除卵巢和子宫后仍能保持正常的性欲水平。男性性欲在20岁左右达到顶峰，女子则在35～40岁才达到顶峰，主要是因为女性的雄性激素水平在青年时远远达不到男性相应的同期水平。

（3）**环境和生活方式等外界因素的影响**。研究显示，工作压力、饮酒、缺乏营养、服用某些药物等都可能对性欲造成影响。

（4）**感情因素**。40岁前，女性性欲更容易受到感情因素的影响，40岁后，两性性欲水平的差别减少，情绪因素显得越来越重要。女性进入更年期之后更会两极分化，有些人从此日益抑制，有些人反而活跃起来，这主要取决于性观念和心理影响。

此外，以往的性经验和社会经验、遗传因素、身体健康状况等，也都会影响人的性欲。

2. 性爱选个好时机

男人清晨性致高，女人排卵后想要

我们常说，"在对的时刻，做对的事情。"在性生活中，想拥有美好的性爱，选对时机十分重要。性爱时机与时间、季节、情绪等多方面因素有关。

清晨男性"性"致高。多数夫妻认为，晚上入睡

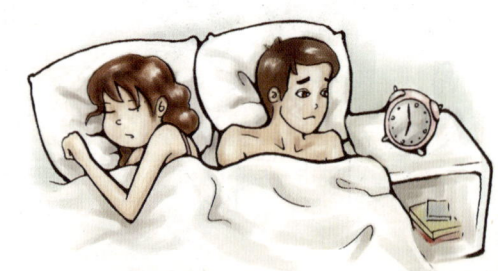

一、男人之"困"

前20分钟是最佳性爱时间,性爱结束后可以立即睡眠休息。其实这种说法并不科学。尤其对于男性来说,忙碌了一天,晚上性激素减退,性欲也会降低。早晨则是男性性欲最旺盛的时候,经过一夜的休息,男性的体力得到了恢复。晨勃可以帮助男性更轻松地进入性爱状态。但时间仓促的上班族,不妨选择休息日的清晨,让自己和伴侣充分地享受性爱。

排卵后女性最想要。排卵后一周是女性性欲最旺盛的时刻,这时候体内性激素分泌充足,出现"阴道饥渴"现象。这时男性向伴侣发出性爱信号,女性往往乐于接受。此外,女性排卵后一周性爱还更易达到性高潮。

春末夏初性欲强。季节变化会对人的性生活有一定的影响:春末夏初,气温升高,人体的各个组织器官代谢能力加强,精神也愈加振奋,性欲会逐渐增强。到了秋冬,天气逐渐变冷,人们应该相对减少性生活,积蓄体力,来应对天气变化给人带来的影响。在季节交替之际,尤其应该注意保养,适当节欲。

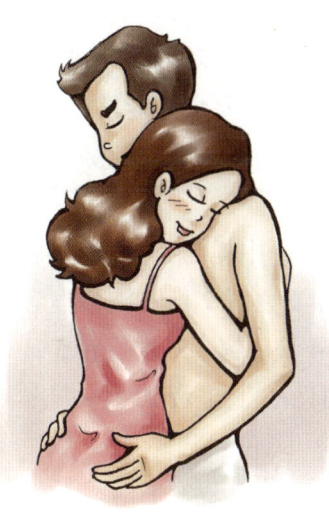

情绪快乐时更投入。情绪是左右性生活很重要的一个方面。不要把负面的情绪带到性爱的过程中,更不能将这种情绪传递给自己的伴侣。性爱要选择情绪比较稳定,心态平和、快乐的时候进行,这样才能更加投入和享受。

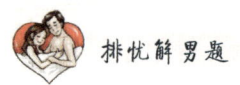

3. 性爱多久一次才合适

性生活是夫妻感情的桥梁和纽带。那多久一次性爱最合适？这恐怕是很多人都有过的疑问。事实上，影响性爱次数的因素是复杂的，既与年龄、体质有关，又与夫妻双方的需要相关。

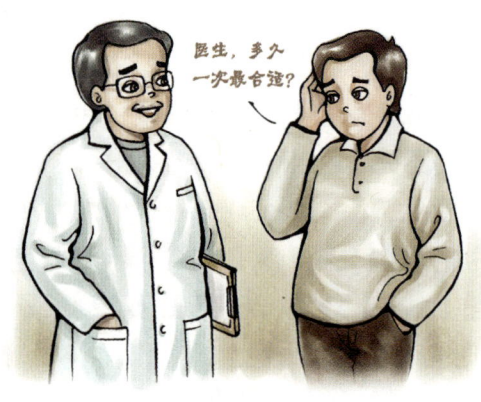

在性爱频率方面，我们首先需要明确一点：每天一次也好，一周一次也好，一个月一次也好，只要身体能够适应，双方觉得满足，就算正常。在此基础上，可以参考以下数据和计算方法。

我国古代医学家孙思邈在《千金方》中提出："20岁盛者1日再施（二次），虚者1日一施；30岁盛者2日一施，虚者3日一施；40岁盛者3日一施，虚者4日一施；50岁盛者5日一施，虚者10日一施；60岁盛者10日一施，虚者20日一施；70岁盛者30日一施，虚者不施。"

据美国性学专家金赛性学报告统计，20岁左右时平均每周性爱7~10次，40岁左右时平均每周为1.4次，60岁左右时平均每周为0.5次。此外，男人在25~35岁、45~55岁属

一、男人之"困"

于两个阶段的性欲萧条期,但体力会自行恢复,不必惊慌,也不需要用药。65岁为第三个萧条期,适宜服用保健品。值得指出的是,男性终身有性,不要自我淘汰。美国还有调查显示,在20~40岁人群中,体力劳动者平均每周性爱3~7次,脑力劳动者每周2~8次。

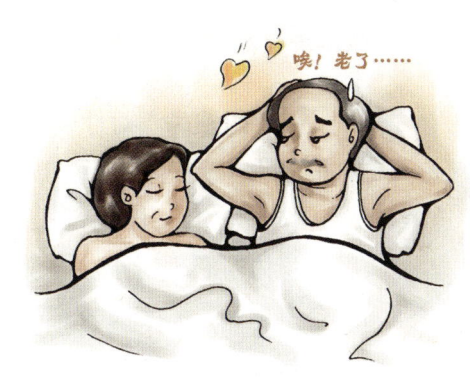

美国学者根据年龄因素对性能力的影响规律,总结出一个"性爱频率公式"——性爱频率=年龄的首位数×9,即用自己年龄的十位数乘以9,所得乘积的十位数即为一个性爱周期所持续的天数,而个位则为应有的性爱频率。比如说30多岁的男性,3×9=27,应该是在不影响身体健康和工作状态的情况下,20天内可性爱7次,大约3天一次。这个公式适用于20岁以上的成年人。

当然,这些参考数值要根据每个人营养、体力、精神、环境、文化水平和生活习惯而灵活掌握。美国性学家斯迪芬说:"你不会有错的,因为正确的性频率是依据你俩的喜好而定的。"夫妻之间过性生活应该结合彼此的实际情况,频率上应该讲求在不影响健康的情况下自我掌控,可以说,性生活后第二天不疲劳就不算多。

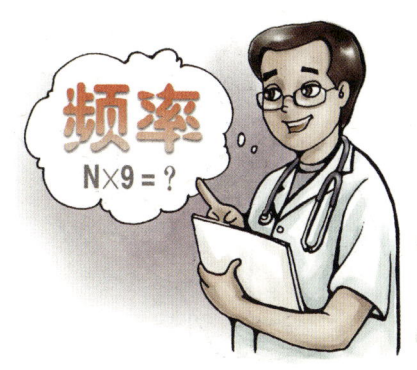

4. 男女高潮大不同

满意的性高潮对性爱和谐、家庭和睦都有着重要作用。虽然很多人享受过巅峰到来时的快乐，却对性高潮依然知之甚少。在医学上，性高潮是指性刺激之后，身体与心理对于性愉悦的反应，通常会有射精、脸红、抽搐等生理表现。男性和女性都能性高潮，但彼此既有相似之处又各有不同。

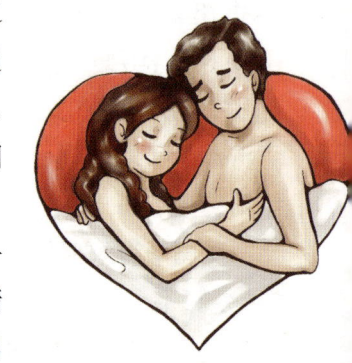

男性通常只能在一次性交中获得一次性高潮，大部分以射精为表现，射精时间非常短暂，只有3~10秒。所以男性射精结束也往往意味着性高潮的结束。此时，阴茎会逐渐脱离勃起状态，称为疲软期。不过，不同男性性高潮的表现也各不相同，有的人在性高潮到来时会不由自出地大声喊叫，身体剧烈运动；还有一部分男性会呼吸加重，但表现安静；约有17%的男性性高潮时会伴有盆腔肌肉和肛门的节律收缩。

虽然男人性高潮与射精一起出现，但这并不意味着快感是由精液带来的。很多老年男性射精减少或者根本不射精，但他们也能感受到高潮。少数男人在性交时很难射精，或者虽然能够射精却感受不到快感，这可能就要及时到医院咨询了。

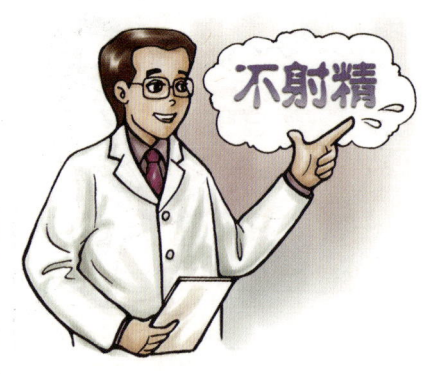

一、男人之"困"

女性的性高潮一般由阴蒂一直刺激产生，通常会有这样几个表现：阴蒂胀大突出，随高潮跳动；阴道的括约肌会间歇式地收缩；阴道分泌物增加；肌肉会短暂性地僵硬；喊叫或是无意识地发出呻吟等。

在一次性爱中，女性可能体验到多次性高潮，常见的包括阴蒂型性高潮、阴道型性高潮和阴蒂阴道混合型性高潮。女性在高潮过后，并不像男性一样马上从高潮的状态消退，往往仍陶醉其中，因而，在男性射精结束后，女性希望对方能继续一些亲昵举动。

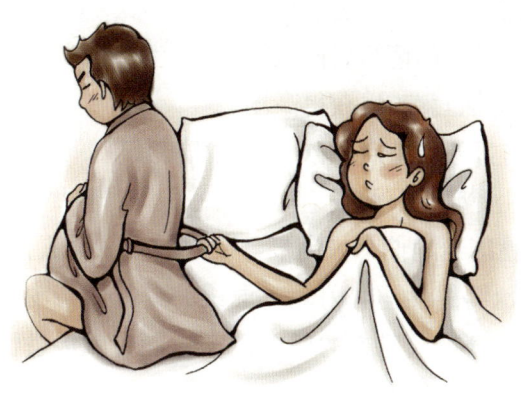

5. 四步获得性高潮

高潮能让男女在性生活中获得极致快感，有助增进夫妻感情，促进身心健康。要想在性爱中获得高潮，一般要注意以下几点。

（1）**环境舒适、充分放松**。大部分人不喜欢在嘈杂的环境中做事，当然也包括性爱。营造浪漫、温馨、舒适的氛围有助于获得高潮。听听音乐、洗个热水澡、烛光晚餐等既能让你

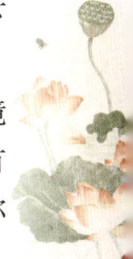

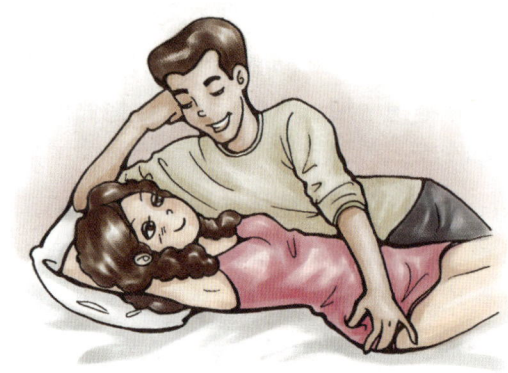

的性生活充满新鲜感,也会让你性欲高涨。放松是获得高潮的首要条件,紧张的情绪会使人们性反应降低,不能将精力投入性生活,当然也就难以获得高潮。

(2)**打好开端、点燃欲火**。工欲善其事,必先利其器。一场优质的性爱盛宴,前戏绝对不能马虎。对有些女性而言,成功的前戏就能给她们带来高潮。反之,如果男人们匆匆前戏,可能毁掉她们的性趣。因此,温柔的爱抚、亲吻,甜蜜的情话等可以充分撩起对方的熊熊欲火,能有效促进性高潮的来临。

(3)**换个体位、用点技巧**。兴奋点的刺激有助于达到性高潮。对大部分人而言,女上位可以使双方获得更多刺激,如果采取女下位,在臀部下面垫一个枕头,也有助于更好地刺激阴蒂。此外,要找好对方兴奋点,加以挑逗刺激。

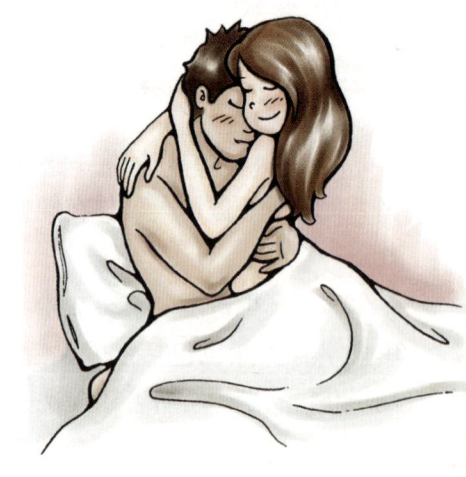

（4）表达感受，不要压抑。掩饰和害羞会抑制高潮的到来，最终使高潮消失。性高潮中出现各种表现时，应顺其自然，不必去掩饰和压抑，对方也必须给予理解并接受。夫妻在性爱中要互相交流，把自己的感受和需要告诉对方，同时，根据性高潮出现的早晚来改变前戏或爱抚时间的长短，争取彼此都能获得性高潮。

6. 前戏如同"开胃小菜"

在宴会上，大餐开始前通常会有一些开胃小菜，目的是刺激味蕾、增加食欲，帮助享用后面的美味。两性关系中，前戏的作用就如同"开胃小菜"，可以帮助双方渐入佳境，更好地享受性爱。

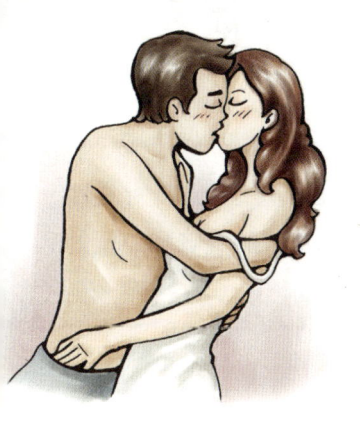

前戏包括语言、拥抱、爱抚、挑逗和亲吻等性爱前行为，是性爱不可缺少的部分。正确的前戏能够有效消除双方的紧张和焦虑情绪，帮助彼此放松，唤起身体欲望，刺激性腺分泌，使双方的身心做好准备，有效提升性爱质量和增加性高潮。尤其对女性而言，没有前戏，从心理上来说，她们会有一定的抗拒感；从生理上来说，阴道难以产生分泌物，干涩不易插入，不仅造成自己疼痛，也会影响男性的快感。男性对前戏的要求虽然不多，但也很重要。尤其对中老年男性来说，他们的勃起能力下降、勃起速度变慢，更需要借助前戏来增强勃起。

值得注意的是，如果采取了一些不适当的前戏，不但起不

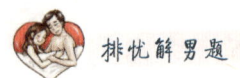

到促进作用,还可能适得其反。比如影视剧中常见的喝酒"催情",就不是很可取。因为酒精摄入过多,很可能影响男性对自身的控制能力,导致性功能减退,出现勃起困难、早泄等问题,精子质量也会受到影响。

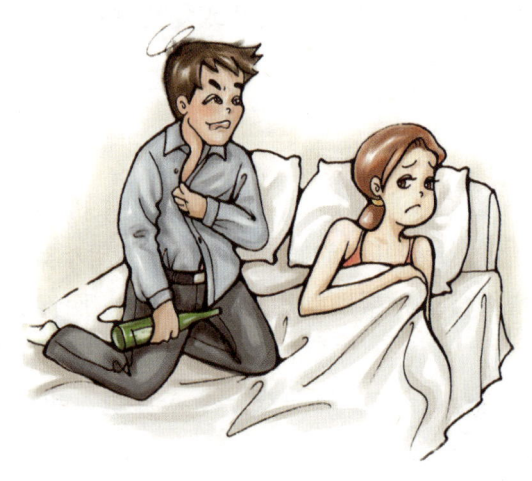

最好的前戏,应该满足人的视觉、触觉、嗅觉、听觉四大需求。通过性感的着装、温柔的爱抚、独特的气味和甜蜜的情话营造出性爱氛围,逐步使身体做好准备。

7. 后戏,也有滋味

既为此次性爱画上完美句号,又是下次亲热的良好开端

完美的性生活如同一首瑰丽雄壮的交响曲,需要完整的序曲、高潮和尾声。如果把前戏比作序曲,激情四射的性爱过程形容为高潮,那么性后戏就是这首曲目的尾声,虽然不似高潮时那般高亢嘹亮,却有着松弛、宁静的旋律,悠远深长,

一、男人之"困"

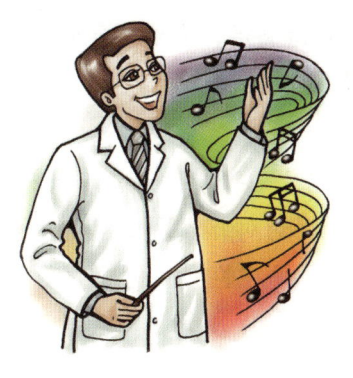

别有一番韵味。

性后戏是指性生活后,夫妻双方留出一定时间继续亲密,如拥抱、聊天、亲吻等。适当的后戏,可以给这次性爱画上一个完美的句号,也是下次性爱的良好开端。不过,忽略后戏,是全世界男人的通病。美国一项调查显示,性生活后,有32%的男人马上抽烟或者起来找吃的,17%的男人进入梦乡,14%的男人起身上厕所,9%的男人去淋浴。综合起来,72%的男人忽略了性爱后的这段时间。与此同时,国内曾有一份研究显示,31.6%的女性希望男性在性爱后能继续拥抱她,25.9%的女性希望男性询问她的感受。

这种差异与男女生理不同有很大关系。男性性欲唤起的速度比女性快,在一次性生活中大多只有一次性高潮,因此,性生活后就想休息或做其他事。而女性即使性高潮了,仍有一个缓慢的性兴奋消退过程,这时男性的爱抚或话语会给女性心理一种温馨的缓冲,能起到良好的安抚作用。如果男性不了解

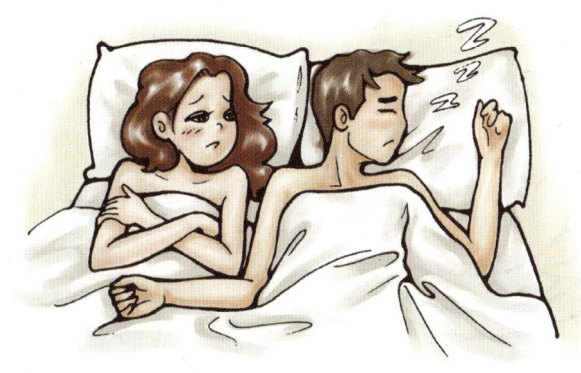

11

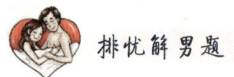

这种性反应周期的差异，只顾自己获得满足，妻子就会觉得丈夫把自己当成了泄欲的工具，长此以往可能会对性生活产生反感、厌恶的情绪。

所以，我们提倡将后戏当成完整性生活的一部分。性爱后，双方可以拥抱一段时间，还可以对对方表现作出肯定和赞美等。这些都有助性和谐，也为下一次性爱留下了美好的期待。

8. 神秘的G点

每个女性都是独一无二的，不要对G点顶礼膜拜

G点又称为高潮点。1944年，德国著名妇产科医生格拉芬·伯格医生首先提出这一概念，他认为在女性阴道内部上方数厘米处，有一块指甲大小的区域，刺激这里能帮助女性达到高潮。

目前研究认为，G点存在于女性尿道和阴道之间，在阴道前壁靠阴道口2~3厘米处。它和周围光滑的阴道黏膜摸起来触感不同。不过，每个女性G点的具体位置也可能不一样。

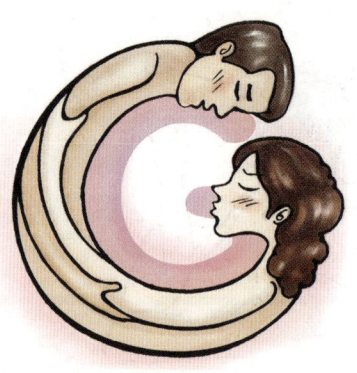

性兴奋前，它的大小只有一粒黄豆那么大，性兴奋时，则会肿胀起来，很容易摸到。位于G点的组织可能会分泌一种促进性兴奋的化学物质。摩擦G点会让女性获得高潮，从而有助于提高女性性功能和性生活满意度。性爱中，

一、男人之"困"

采用后趴式、女上男下,或女下男上(女性把脚抬到男性肩膀上),这几个姿势比较容易刺激到G点。

但我们也不应对G点过分顶礼膜拜,否则容易过于关注寻找G点,影响了其他性乐趣。首先,性高潮与G点不是一回事,性高潮是男女双方在性爱过程中身体与心理的愉悦反应,强调的是情与性的结合,而不是单纯地找到G点,刺激G点。其次,每个女性都是不同的,并不是所有的女性都存在G点,研究认为,可能只有10%~40%的女性拥有它。每个人的性敏感点是不同的,即使同一个人,在不同的年龄段,甚至生理周期的不同时段,性敏感度也会发生很大变化。因此,男性要明白,每个女性都是独一无二的,获得快感的方式也应该因人而异。所有的研究结果只能帮助我们更好地享受性爱,而不是制约或困扰性爱。

9. 性刺激有很多种

一张暧昧照片、一句动人情话、一次温柔爱抚……

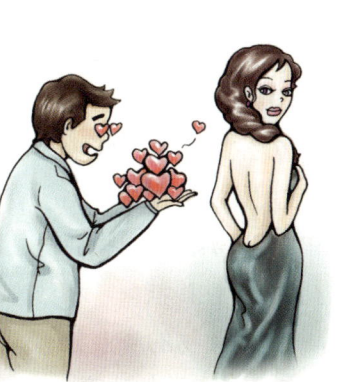

自然界中,很多动物有特定的发情交配期,但人与动物不同,没有专门"性爱季节",所以要想挑起双方性欲,需要给予适当的性刺激,激发性热情,帮助达到性高潮。在性学中,性刺激是指能激起性兴奋、性冲动或性愉悦的感官刺激,它内涵丰富,涉及生活诸多方面,最常见的是视觉、听觉、触觉或嗅觉上的刺激。

视觉上的刺激最为普遍，如伴侣裸露的身体、情趣内衣、暧昧的照片、视频甚至文字等。据统计，人体各感官所接受的信息量中，视觉占70%~80%。性生活中，视觉刺激也非常重要，因为人有很多脑神经是与眼睛连接在一起的，所以通过视觉刺激可以引起性神经中枢的兴奋。这种反应机制男女都一样，但和女性相比，男性对视觉刺激反应更明显，看到女性漂亮的外表、优美的曲线等，都有助于激发男性情绪，让男性更快燃起性欲。

听觉刺激包括语言、喘气声、音乐等。伴侣间的情话和耳畔的喘息声很容易使对方动情，让人性欲高涨。国外研究显示，女性在听觉方面比男性反应更灵敏，所以在激发性欲方面，听觉刺激对女性更有效果。当然，放松的音乐加上绵绵情话，能为双方创造出温馨浪漫的氛围，会让二人放松快乐地享受性生活，享受性快乐。

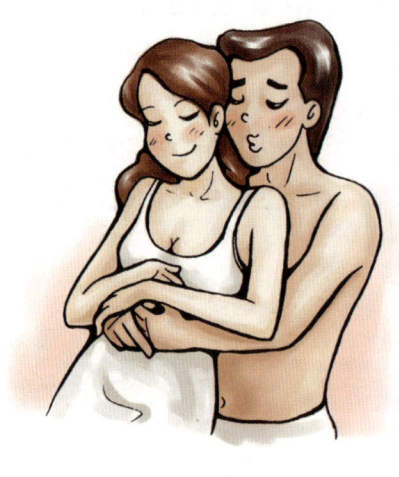

触觉是指伴侣之间的爱抚、亲吻等。一般来说，女性耳后、脖子、乳房、小腹等都比较敏感，因而亲吻和爱抚这些地方可以很快撩起她的性欲。男性的乳头、外生殖器则比较敏感，刺激那里有助增加性欲。值得注意的是，女性的接触欲比男性强，所以男性在性爱前后以及生活中，时常给她一些拥抱、爱抚、亲吻，有助于保持女性性活力，减少性冷淡。

嗅觉刺激包括体味、香水、化妆品等。许多动物的身上分布着一些分泌腺体，用它散发出某种气味来吸引异性的注意。

一、男人之"困"

虽然人类嗅觉功能在漫长的进化过程中减退了,但妻子身上的体味、香水或化妆品等散发出来的气味还是可以诱发丈夫的性欲望,不仅能使人感到非常舒服,还能给人以愉快的暗示。男性独特的汗味有时也会让女性为之着迷。

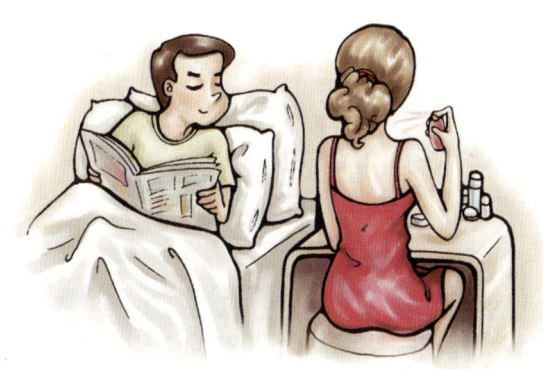

10. 避孕不会影响性感受

对育龄男女来说,避孕是夫妻生活中必须面对的问题。早在几千年前,人们就开始为避孕想尽办法。古希腊和古罗马时期,女性尝试把蜂蜜、树胶等塞入阴道内,作为避孕屏障。而在中国,人们则把丝质油纸、布团等塞入阴道……这些方法失败率高,还会严重影响性感受和快感。随着医学技术的发展,现代避孕技术给男女享受鱼水之欢提供了可靠的手段。不过,仍有部分人担心避孕措施会影响性生活,一些男性甚至还因此产生心理阴影,出现性功能障碍。所以,夫妻有必要了解各种

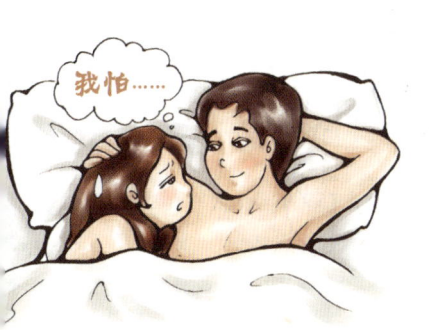

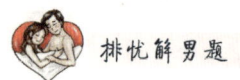

避孕措施对性生活可能带来的影响。

避孕药的主要成分是人工合成的雌激素和孕激素,对大多数女性而言,其对性生活的影响是微乎其微的,但部分女性会有性欲方面的改变。不过多数专家认为,只要合理使用,不会对性生活有影响。

安全套是比较理想的避孕方式。但很多男人认为安全套会降低性生活的快感,有隔靴搔痒的感觉。随着制造工艺的进步,安全套逐渐变薄,且外形也有改进(如颗粒型、螺纹型等),这些进步在不断减少着对性感受的影响,有些还能延长性爱时间。

宫内节育器比较适合生育后的夫妇,正常情况下不会影响性生活。有些女性在刚使用宫内节育器时不适应,月经期可能会延长,经量少量增加,部分女性还会有腹部不适或者经期腹痛,这可能对性生活产生不利影响;如果宫内节育器尾丝拖入阴道,可能刺激男性阴茎,引起男性性交过程中疼痛,从而影响性生活。

绝育术是一种永久的避孕措施,主要有女性输卵管结扎术

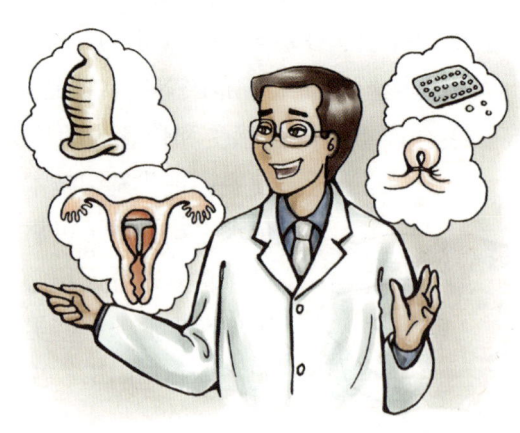

和男性输精管绝育术。绝育术不干扰性激素的分泌,因此对性生活没有影响。但手术会对部分人有心理上的不利影响,还可能因为手术出现并发症而影响性爱,如女性绝育术后出现感染、出血等,男性输精管绝育术后出现局部硬结和附睾淤积症等。

总体而言,现代避孕措施不会干扰性生活,而且能消除意外怀孕的担忧,有利于性生活。

11. 胖人同房,姿势很重要

同时要增加前戏及爱抚时间

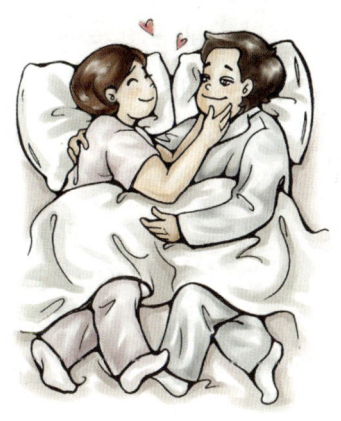

如今,人们的生活水平越来越高,营养丰富,出行便利,运动的机会减少,肥胖者也就越来越多。我们都知道,肥胖会增加患心血管疾病的危险,易造成关节软组织损伤,导致心理障碍。事实上,肥胖还与性爱质量有关,甚至可能导致性功能降低、生殖能力下降。

性欲的产生与性激素分泌息息相关,而肥胖者的性激素分泌往往出现问题。国外曾有一项针对肥胖男性雄激素检测的研究，专家发现，肥胖男性的血浆睾酮水平明前低于体重正常的男性。肥胖男性雄激素减少，雌激素增高，而较高的雌激素浓度可抑制垂体促性腺激素的分泌，进而使睾丸的睾丸酮分泌减少，因此性功能会出现不同程度的减弱，如性功能低下，性欲、勃起、性高潮等可能出现问题。

对于体重偏胖者来说，首先，生活中要适当减少高热量食物的摄入，经常进行体育锻炼。其次，肥胖者在性生活中千万不要带着自卑心态，更不能因此拒绝性生活，要充满自信，正视自己的身体。再次，在性生活中，可以通过增加前戏、抚摸等增加性趣。体态丰满的人皮肤面积比常人大，这意味着能有更多的机会让自己享受抚触并兴奋起来，因此，肥胖者可以要求伴侣亲吻后背部、肩胛骨等处，加强对敏感部位的开发与刺激。最后，在性爱姿势方面也要做出一些改变。如果男性肥胖，性生活时采用男上位会比较困难，这时可以在女性的腰下放一个枕头，就能使插入更深、更充分。反之，如果女性较胖，腹部的赘肉可能影响同房姿势，这时可以采用后入式，或者在女性腹部下放个枕头，以支撑体重。

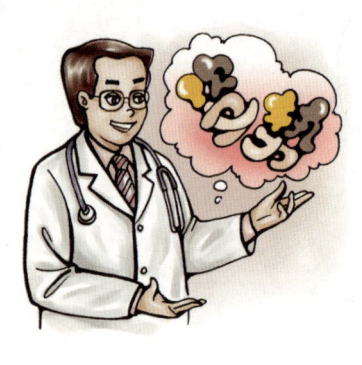

12. 运动，男人的生理伟哥

现代人生活紧张忙碌，往往缺乏锻炼的动力。对男性来说，如果告诉他们运动可以增强性功能，相信他们参与的动力

一、男人之"困"

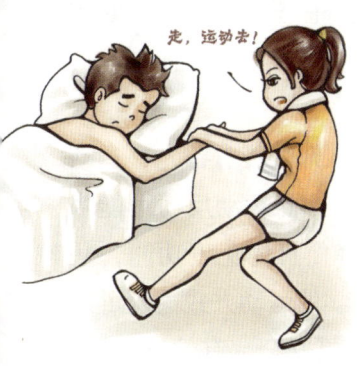

会大大提升。目前,越来越多的研究证明,性与运动密不可分。

美国杜克大学医学中心的一项调查显示,相较于久坐少动者,保持每周4次、每日30分钟的快走,或进行能量消耗相当的其他运动,如游泳、慢跑等,可以使成年男性的性功能障碍发生率减少2/3。世界著名的新英格兰研究所发表报告认为,规律运动可以明显降低男性勃起功能障碍的风险,他们推荐的运动强度为每日步行2英里(约3200米)或消耗相当于200卡路里热量的其他运动形式。

运动为什么能改善男性性功能呢?医学研究认为,运动可以增强心血管循环系统的功能,增加肌力和骨密度。另外,适度运动还可以提高男性的性自信,减少应激、焦虑等,这些都可以间接或直接改善性功能。

在多项提升性功能的运动中,首先推荐的是快走、游泳、瑜伽以及慢跑等有氧运动;其次,由于性爱实施以及性反应都需要一定的肌力,因此腰腹肌以及四肢适度的力量训练也很重要。再次,在勃起功能障碍患者中,接受盆底肌肉锻炼者比仅仅改变生活方式的患者具有更好的疗效。骨盆肌肉在男性的性交中至关重要,增强这些部位肌肉,可以促进和维持勃起,增强射精控制和性快感。需要说明,这些性相关肌肉的辨识和锻炼最好

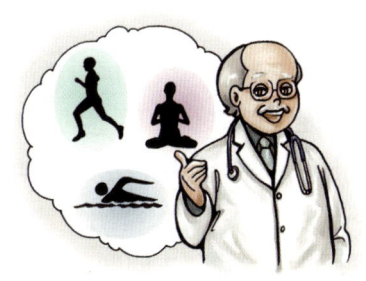

在医务人员指导下进行。最后,祖国传统医学中也有一些对阴囊区、阴茎及相关穴位的自我按摩疗法,但其确切疗效仍需进一步研究证实。

通过运动改善性功能需要避免两个认知误区:首先,运动量不是"健康储蓄",并不是越大越好,剧烈运动反而可能降低睾酮水平、降低性欲,过度运动会降低机体免疫功能,从而影响性能力。对中老年人而言,不科学的运动方式甚至可以危及生命健康,此时接受专业人士指导更安全、有效。其次,运动不是改善性功能的万能良药,有时生活方式的改变如戒除烟酒、健康饮食具有同样重要的价值,部分已经出现明显性功能障碍的男性,医生的专业评估和帮助更为可靠。

13. 男人要学会"养性"

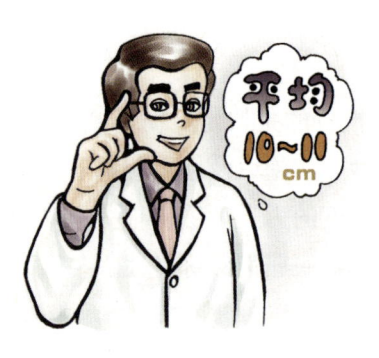

男女之间,如果性生活出现问题,可能影响感情和婚姻。尤其对男性来说,性能力十分重要,因此要学会"保养",这主要包括以下几方面。

首先,在性器官方面,阴茎是性爱的最直接参与者,它平时柔软,隐藏在包皮内;性爱时勃起,伸长并变粗变硬。一般中国男性阴茎平均勃起长度是10~12厘米。从满足女性来说,阴茎的大小对女性的影响关系不大。阴茎常出现的健康问题包括勃起功能障碍(ED)、包皮过长或包茎等。男性平时应保持阴茎清洁、不穿过紧衣服、减少久坐时间,及时治疗包皮问题,出现ED的患者也不必害怕,及早到正规医院进行检查和治疗。

其次,在性心理方面,负面情绪是男性性能力的头号杀手,因此保持良好的心情十分重要。男性的性心理特征与女性有着很大差异,女性需要赞美和呵护,男性则更需要肯定和支持,尤其在性活动中,当男性偶尔出现疲软、无力的情况,妻子不应该责备,甚至是怀疑对方,而要多理解和包容。男性也要学会自我调节,减少负面情绪对身体的影响。

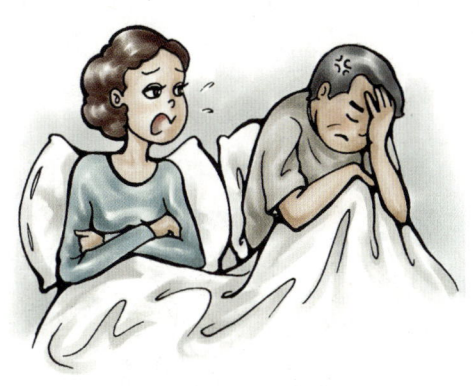

再次,在日常生活方面,很多习惯可能影响到男性的性能力,如抽烟、酗酒、缺乏运动、熬夜等。因此,男性要坚持适度运动,保证充足睡眠,多吃蔬菜水果,这些都是保持性健康的重要因素。

最后,在体检方面,50岁以后的男性最好每年进行一次前列腺特异性抗原(PSA)检查。对于老年男性来说,生活中如果出现尿频、尿急、尿痛等症状,一定要及时就医,进行相关男科方面的检查。

14. "老少配",性爱也和谐

> 增加前戏,换个体位,控制好基础疾病

随着社会开放度不断提高,"老夫少妻"或"老妻少夫"都越来越多见。虽然爱情没有年龄界限,但性爱有时却会因为年龄相差悬殊而遇到困难。一般来说,双方年龄相差15岁以上,就可能出现性爱不和谐的情况。因此,"老少配"伴侣在性生活中要掌握好一些知识和技巧,这样才能消除误解,充分享受性爱带来的好处。

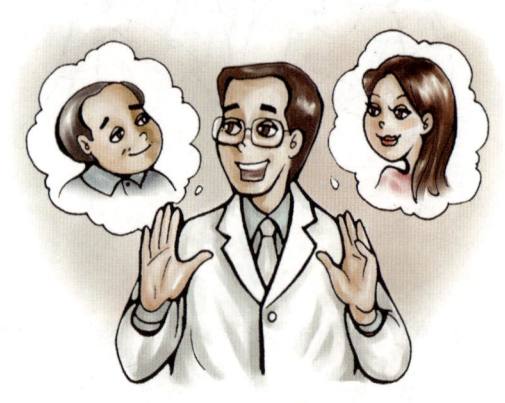

年龄悬殊夫妻可能面临两大困难。一是性欲差别较大。年轻的一方一般性欲更强,对性生活的次数和强度要求更多,性生活中也更容易尽早进入状态。而年长的一方可能因为性激素减退,性需求没那么强烈,不能每次都满足对方需求,同时进入状态较慢,反应也没那么快。二是在性生活中,年龄较大一方容易心率快速上升,从而导致交感神经兴奋,令血管收缩和血压上升,危害健康,在极端情况下甚至可能血管破裂,导致性猝死。

针对以上问题，首先，年龄相差悬殊的夫妻要加强前戏时间和刺激，多些爱抚，多点交流，这样一方面可以增加夫妻间情趣，另一方面有助于促使年长一方尽快进入角色。如果男方年纪较大，爱抚、亲吻等可以帮助勃起更加充分，达到一定硬度。如果女方年纪较大，前戏能帮助改善阴道干涩，增加润滑度。

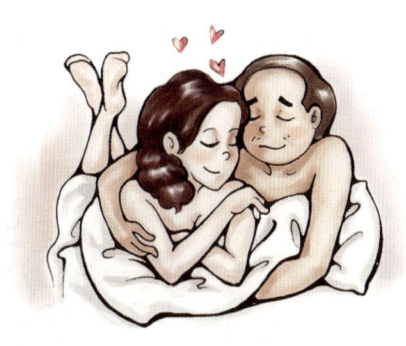

其次，要选择合适的体位。如果男方年长，可以采取女上位，这样可以减少男方的体力过度消耗。如果女方年长，建议采用侧卧体位后入式，以增加女方快感度。

此外，性爱时不要过于偏重生理上的满足，夫妻间应多进行性心理交流，说些情意绵绵的悄悄话，可从心理上获得满足。

最后，在性生活前，年龄较大的一方若存在基础疾病，如高血压等，应在缠绵前控制好基础疾病，性爱过程中也不要太过于激动和疲劳。

值得提醒的是，虽然性活动很大程度上受年龄影响，但年龄不是性和谐的唯一条件，只要掌握了夫妻之间的性心理、生理特点，密切配合，即使年龄悬殊也不一定会出现性不和谐。同时性生活美满与否，同夫妻间的感情也密切相关。

15. 心脏不好，性爱宜慢

对于心血管疾病患者来说，性生活经常让他们感到矛盾：一方面是性爱的"甜蜜诱惑"，希望从中获得快乐和满足，加深夫妻感情；另一方面，心脏不适时刻提醒着自己，性生活可能会让病情雪上加霜。

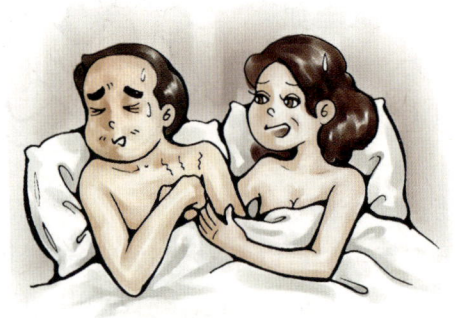

事实上，心脏不好，并不意味着要终结性生活。著名心脏病研究所梅奥诊所的专家称，对大多数慢性心脏疾病患者而言，正当、健康的性生活不仅无害于心脏，反而有利于排解患者因禁欲而产生的抑郁和焦虑感，对他们的康复极为必要。

慢性心脏疾病患者能否过性生活，关键要看其心脏功能如何。临床上有一个很简单的测试方法，就是看患者爬两层楼后，会不会感觉心慌、胸闷。或者快速步行四五分钟，有无心慌、胸闷等症状。如果没有，则说明心脏能负荷性生活的强度。但这里有个前提条件，就是近期疾病没有急性发作，处于稳定期。

心脏不好的人在过性生活时，要注意延长前戏时间，通过拥抱、亲吻、爱抚等一系列动作，让身体"慢热"。要特别注意性生活的强度和频率。不要用力过猛,也不要太过频繁,以免给心脏带来过多刺激,让患者感觉不适。心脏病患者接受治疗后,在恢复性生活时应循序渐进,不能急于求成。

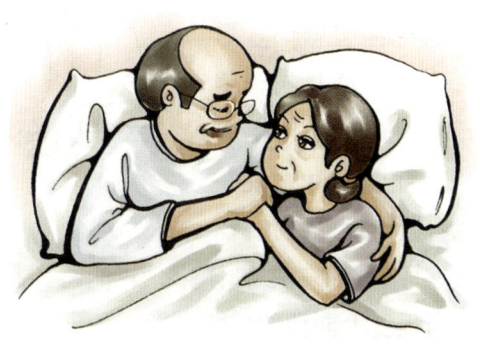

由于治疗需要,心脏病患者常需要服用多种药物,有些药物对性功能存在一定的影响,例如中枢性降压药、交感神经阻断药、利血平类、利尿药、某些血管扩张药等,可能影响性功能。药物对性功能的影响,通常与药物剂量呈正相关,即药物剂量越大影响越大,通过调整药量可以改善性能力,但要在专业医师的帮助下进行。还有部分心脏病患者性功能受到影响是心理因素引起的,家人要对其多鼓励,也可以咨询医生。

对于患有严重心脏类疾病的老年人,性生活要遵循顺其自然、相互理解的原则,不能过于强求。如果进行实质性爱力不从心,可以通过爱抚、拥抱等类性交行为满足需求。

16. 五个刺激为性爱"热身"

性欲望不是凭空出现的,良好的刺激能带来性兴奋,帮助男性充分勃起,让女性阴道足够润滑。性爱中要学会从多方面

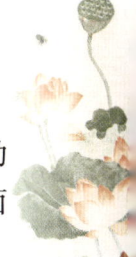

调动感官,给双方"热身"。

(1)听觉。女性的性兴奋主要靠听觉。在性前戏中,女性除了希望男方给予爱抚、亲吻外,还希望听到男人的甜言蜜语。男人在前戏过程中,多说几句赞美之词,对调动女性的性欲与性兴奋有积极作用。性爱时女性说些露骨的话,也会让男性变得亢奋。

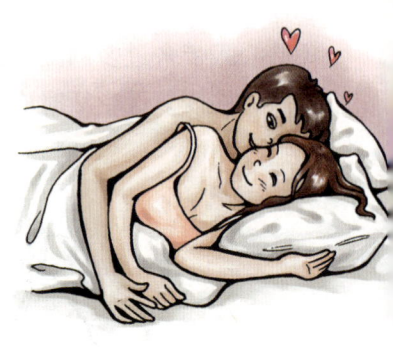

(2)嗅觉。每个人都有一种体味,我们感到某人对自己有吸引力,在相当程度上同他的体味有关。配偶的体香在性爱中有不可低估的作用,但现代人过于爱清洁,总是把体香洗掉。当然,恶劣的气味也很令人倒胃口。所以,最佳办法是重点清洁一些部位,这样既保持干净,又保留体香。

(3)味觉。干净的人体是略带咸味的,性爱时,不妨用舌头去体会下对方的味道,这能让你们兴奋不已。还可以在性爱时运用食物的味道,例如在房事前,给妻子喂一块巧克力,唤起她的渴望。

(4)触觉。对大多数人来说,生殖器、耳垂、嘴唇、乳房、臀部、大腿是最明显的性敏感区。在性爱中,抚摸的顺序很重要。一般而言,应先从最不敏感的部位开始,逐渐向最敏感的部位发展。一开始就抚摸最敏感的部位,只会适得其反。女人似乎对抚摸的力度更为敏感。通常她们喜欢先轻柔地抚摸,再逐渐增加力度。

(5)视觉。男人的性兴奋更需要视觉刺激,这正好可以说明,为什么男人做爱时喜欢开着灯,而女人宁愿光线昏暗,

一、男人之"困"

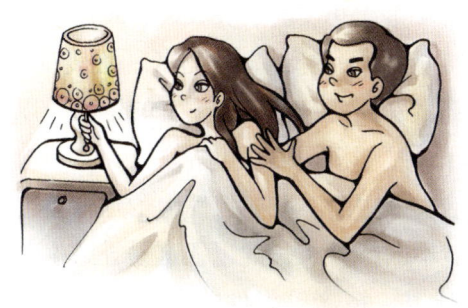

或完全在无光情况下做爱。男性在看到伴侣赤裸身体时，要记得加以肯定和赞赏，这能减少女性的担忧。

17. 性生活时注意护好腰

很多中老年人性生活后会出现腰背部疼痛。引发腰痛的原因有很多，其中一些与性生活相关。以下是一些常见的原因和应对方法。

（1）**性生活过于频繁**。性生活过频可能引起腰痛，主要是腰部活动量过大，引起腰肌劳损，使腰部肌肉产生酸痛。纠正方法很简单，两人根据体力选择体位，不要突然做大幅度的动作。

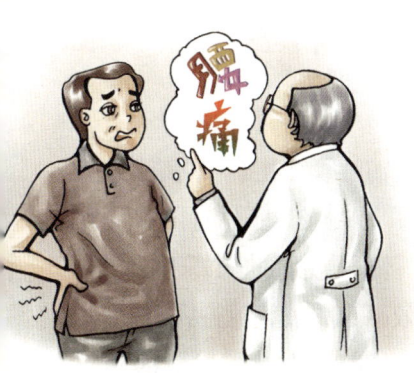

（2）**本身患有腰肌劳损**。平时工作、生活中长时间久坐的人，腰部肌肉长期处于紧张状态，容易出现酸胀感和疼痛不适感，并且使得腰部的支撑力和稳定性降低。这类人性爱时，可能因为拉伸

排忧解男题

而产生急性腰痛发作,并逐渐发展成慢性腰痛。建议这类人平时要尽量挺直腰板,避免弯腰时间过长;性爱前最好伸伸腰、捶捶背,让腰部做好准备;多参加适宜的运动,以增强腰部力量和稳定性,减少腰部损伤的发生。

(3)**性生活突然中断**。有的男性为了延长性生活时间,在将要射精时故意中断性爱,长此以往容易导致生殖系统和盆腔充血不能迅速消退,精囊等附件器官没有排空,可能引起腰痛。建议性爱时顺其自然,夫妻和谐配合达到性高潮。

(4)**年龄增大引起雄激素下降**。老年男性由于雄性激素的下降,伴有肌肉的萎缩,在性生活中也较年轻人更容易出现肌肉的缺血、缺氧和劳损,进而出现疼痛。所以老年患者在性生活中要量力而行,避免过度用力和追求某些姿势。

(5)**某些疾病引起**。患有脊柱关节等疾患的患者,如腰间盘突出症等,在性爱过程中可能出现腰部疼痛。女性有宫颈炎时也表现为小腹痛和腰酸症状,当阴茎插入撞击宫颈时疼痛加剧。有些男性因前列腺疾病也会出现性交后的疼痛。这类患者需要积极就诊,治疗原发疾病。

18. 结扎后,性爱更专心

不必担心怀孕,不会影响快感

作为一种一劳永逸的避孕方式,输精管结扎(俗称结扎)一直为广大男性所排斥。不少人认为,男性丧失了生育能力,性能力也会跟着丧失。事实上,对于不想再生育的夫妇来说,男性接受结扎手术简单、安全,避孕效果也更好,值得大力倡导。

男性的精液主要由三部分组成:前列腺液、精囊液和精

一、男人之"困"

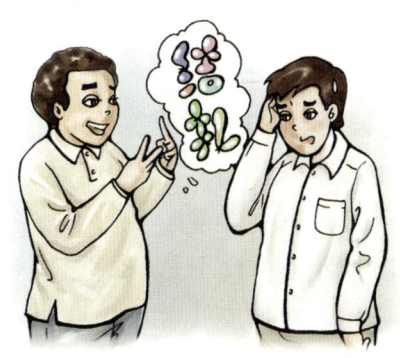

子。其中精子体积太小，几乎不占体积，精囊液占 2/3，前列腺液占 1/3。性生活中，三种液体的混合体从男性尿道排出，也就是精液。而"男性结扎"手术的部位在睾丸上、阴茎旁的输精管上，仅仅阻断了精子进入尿道，并不会阻碍前列腺液和精囊液的产生，而且由于精子所占的体积几乎可以忽略不计，因此性生活中依然会有射精现象，精液的体积也不会发生任何变化，男性依然能够体验到性快感，唯一的不同是，精液中没有精子了。

结扎后，性爱时男性心理也会有好的转变，最明显的是不必担心怀孕，可以更加专心地享受鱼水之欢。也有的男人原来在避孕的压力下发生胃溃疡，结扎后不药而愈，身体更结实。一位接受结扎的患者说："结扎前性生活就像白天在市区开车，三两步看看停停，结扎后好像加足马力，奔上高速公路。"

为了最大限度地减少结扎带给男性的不适感，男性最好在手术后按照如下方法进行自我护理：①术后回家在床上至少要休息一天。②术后最初 8 小时内，要在患处敷上毛巾，不时把冰袋放在上面。③要保持患处清洁、干燥，刀口用纱布包扎 3 天以上，出现发热或发冷等感染现象要及时去医院。④术后两周内应避免性生活。

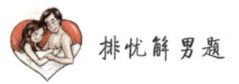排忧解男题

19. 科学洗澡，提升性能力

洗澡是最基本的清洁方式，对性生活也会产生影响。首先，洗澡可以放松身心，让夫妻性爱时更加投入；其次，性爱前洗个热水澡有助恢复体温，增加皮肤敏感度；最后，夫妻共浴还是很好的前戏，可以增加情趣。

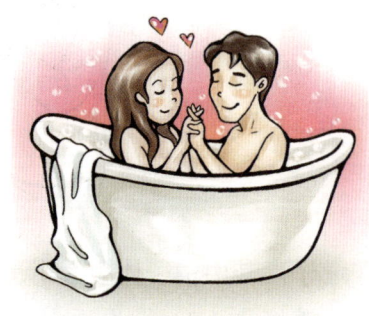

不过，一些错误的洗澡方式会对性功能造成负面影响。尤其男性，长期泡热水澡可能损伤前列腺等生殖器官。因此，男性应该学会科学洗澡，在清洁的同时提升性功能。

洗澡时，水温不宜过高，最好不要超过38℃，最好采用淋浴。男性可以用莲蓬头将温水淋至阴茎根部周围，这能够增加局部血液循环，缓解睾丸和阴茎的疲惫感，帮助勃起。大腿根内侧的腹股沟也要适当用温水给予刺激，同时用两个手指从上向下抚摩腹股沟，可以增加对性器官的养护。此外，男性下腹部有一些重要穴位，如关元、气海等，用温水刺激，也能增强性功能。

还有一种比较古老的洗浴方法可以帮助提升男性性功能，即冷热水交替浴。具体方法是：先用温水冲洗全身，待身体温热后，用水温较低的水冲洗会阴，阴茎、阴囊收缩后再调高水温，如此反复3~5次即可结束。若能坚持，可以使男性精力充沛、性功能增强、疲劳感轻。不过，首次尝试者水温不要过冷过热，要循序渐进，同时注意预防感冒。

一、男人之"困"

20. 肿瘤康复期，不必排斥性

在门诊中，时常会遇到一些已经康复的肿瘤患者或家属，他们会以各种方式问及关于性的问题。这一方面说明，肿瘤患者在疾病康复后，也和健康人一样有性的需求；另一方面，患者家属也希望利用更多的机会和方式关心和安抚自己的伴侣，让他们过上正常的性生活。

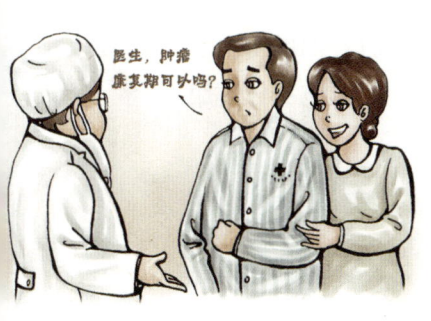

作为一种较为严重的疾病，肿瘤对病人的性生活确实有或多或少的影响，而且在接受治疗时，如放疗、化疗，都会导致病人体质下降，精力不足，因此，在治疗期间以及病人身体比较虚弱时，是不宜性生活的。但随着身体的逐步康复，肿瘤患者也会逐渐恢复对性的需求和欲望，这时候是完全可以适度、和谐、有规律的进行性生活的。国外研究表明，肿瘤康复期的患者有适当的性生活不仅对身体无害，还可振奋精神，重新鼓起生活的勇气，对患者的治疗、康复等预后都有积极的促进作用。

不过，对肿瘤患者来说，患病期间长期处于焦虑、惊慌、恐惧和绝望之中，这些心理因素会诱发一系列性功能障碍。男性患者往往会出现勃起功能障碍，女性病人则可能因为手术导致身体部位缺损而形成自卑感，进而产生性冷淡。此时，配偶应主动关

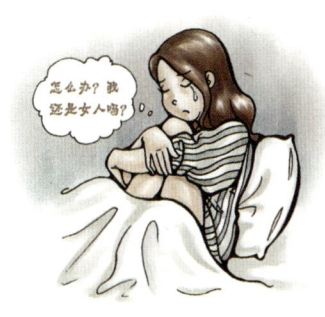

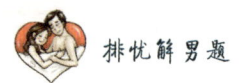

心和体谅患者，帮助其克服自卑感，同时，双方应坦诚自己的性要求和性感受，逐渐恢复和谐美好的性生活。

  对肿瘤患者来说，首先要掌握性生活的强度和频次，要根据患者的患病种类、体质、年龄、恢复程度综合考量，一般以在次日不感到疲乏为宜。其次，性生活不仅指性交，接吻、抚摸等也是性的表达方式。当肿瘤患者无法实践性交时，也可以通过其他方式来表达这种情感。最后，如果出现不适，一定要及时咨询医生，以免体力过度消耗，影响身体健康。

二、男人之"惑"

21. 什么影响了男人勃起

> 勃起是个巨大的"工程"，一个环节出问题可能满盘皆输

老百姓俗称的阳痿，在医学上被称为勃起功能障碍（ED），这是男性性功能障碍的一种，是指在性交时，阴茎不能勃起或维持勃起，以满足性生活。

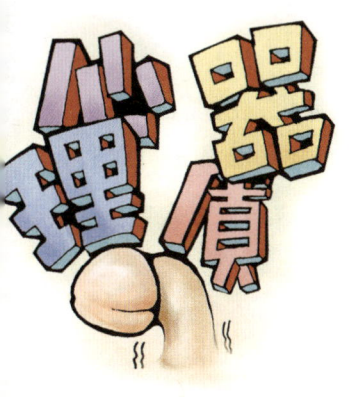

阴茎勃起是个巨大的"工程"，需要在体内复杂的神经、内分泌调节下完成，是神经发动、动脉供血与海绵体储血的综合结果。其功能状况会受到个体精神、心理以及多种社会因素的影响。所以，上述一个环节出现问题，就可能导致ED。按发病原因，它大致可以分为心理性ED和器质性ED两种，还有一部分为混合型。

在心理方面，幼年时遭受的心理创伤、错误的性教育、家庭夫妇感情不和睦、性生活环境不理想等，都可能导致勃起出现问题。很多人一旦勃起困难，就会产生巨大的心理包袱，使得问题更严重，形成恶性循环。

器质性勃起功能障碍大约占50%，主要包括血管性、神经性、内分泌性等。血管性因素包括动脉性和静脉性ED。一般来说，血管性因素引起的ED主要表现是：夜间阴茎勃起消失，对海绵体内注射血管活性药物反应差。

神经性ED主要是神经受损引起的性功能问题，常见的

有下丘脑垂体瘤，大脑局部性损害，如局限性癫痫、脑炎、脑出血压迫等，脊髓损伤，慢性酒精中毒，盆腔手术损伤周围自主神经等。

内分泌性 ED 常见于糖尿病、垂体功能不全、睾丸损伤或功能低下，或甲状腺功能减退及亢进、肾上腺功能不足等疾病。

此外，临床上一些对性功能有抑制作用的药物也可能引起 ED，如部分治疗心脏病、高血压、抑郁症的药物。

最后，男性还应该明白，随着身体的老化，出现 ED 很正常，就像高血压、糖尿病等慢性病一样，大部分都是可以通过治疗改善的。

22. 男人性爱也会疼痛

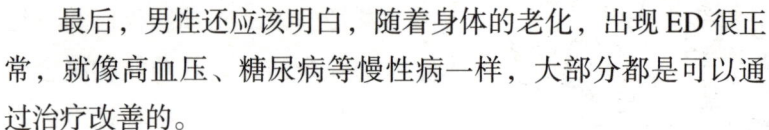

引发勃起障碍，影响高潮快感，带来心理压力

一说起性交疼痛，大部分人会想到女性。其实，很多男人在性生活时也会受到疼痛的困扰，只是男性碍于情面不会表露出来，能去咨询专业男科大夫的人更是少之又少。引起男性性交疼痛的原因很多。

在没有器质性病变的情况下，性交疼痛主要是阴道润滑不足造成的。由于性生活准备工作不充分，拥抱、接吻、爱抚等调情动作不够，女性阴道不够湿润，摩擦阴茎引起疼痛。采取措施：性生活前，要有一定时间长度的前戏，唤起女性的性

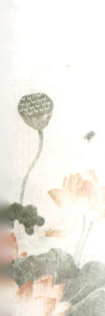

二、男人之"感"

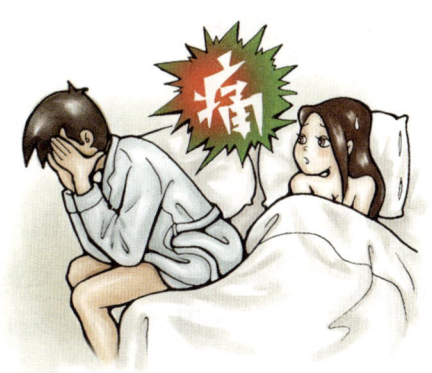

兴奋，让女性身心做好准备，分泌出足够的爱液。

男性如果包皮过长，又不注意卫生，容易引起外生殖器官发炎，导致性生活时出现疼痛感。还有一些男性有包茎的情况，长期不外露的阴茎头部，在性生活时也有可能会出现疼痛的感觉。采取措施：要保证洁净，包皮过长或包茎的男性可以到正规医院咨询男科大夫，必要时做包皮手术。

还有一种性交疼痛叫射精痛，它是伴随着射精而产生的，多是前列腺炎、精囊炎、尿道炎引起的。采取措施：平时要注意防止生殖道炎症，一经发现应积极予以治疗。

部分男性的阴茎对安全套会产生过敏，引发皮炎，性爱时可能出现疼痛感。采取措施：根据实际情况，选择其他合适有效的避孕措施。

此外，女性白带太多或患有阴道炎症，会改变女性阴道的酸碱环境，当男性阴茎进入时，很容易受到环境的刺激，产生皮炎，引发疼痛。采取措施：避免在女性患病时进行性生活。

男性性交疼痛会影响快感，造成很大的心理压力，有可能对性生活出现恐惧感，导致心理性性功能障碍，例如勃起功能障碍和早泄。所以，一旦出现性交疼痛，要及时找出原因并进行治疗。

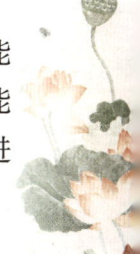

排忧解男题

23. 谁偷走了我们的性欲

节奏、体位、压力等都会引起性疲劳

快节奏的都市生活带给了现代人一些新困扰：没性欲、性爱后老觉得累、浑身没劲儿……在医学上，这被称为性疲劳。生理病患和衰老是其产生的两大因素。但很多有性疲劳的人，年龄并不大，健康状况也很好，对他们来说，引起性疲劳的常见原因有以下一些。

（1）内心疲惫。心理上的疲劳感是抑制性欲望最主要、最强大的因素。这种慢慢积累起来的疲劳感，对男性性欲望的摧残比疾病和衰老更为严重、更为持久。可能引起性冷淡、勃起功能障碍、没高潮等多种问题。消除心理上的疲惫感，给心灵减压是最好的治疗方法。

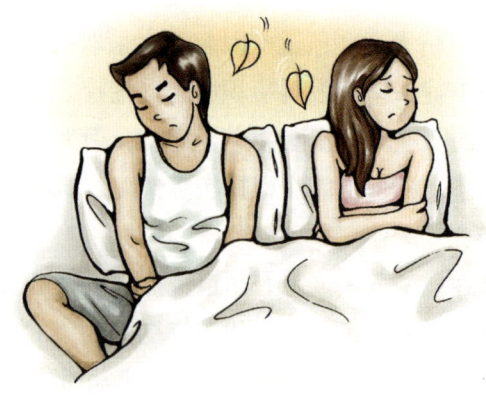

（2）性生活节奏问题。对于年轻的夫妻来说，性行为往往表现得比较激烈与兴奋。男性一般在性交开始几分钟后就达到高潮，而这时女性才刚刚开始提起"性趣"。两性间的节奏不

二、男人之"感"

协调，很容易引起性疲劳。发现这种问题，夫妻间要相互配合一下，多进行点前戏，尤其是男性要有点耐心，女性也要多鼓励，而不是一味地埋怨丈夫。

（3）**性姿势的问题**。如果做爱的方式一成不变，慢慢地双方就会失去对性爱的神秘感，感到乏味，最后对它提不起性趣。碰到这种问题，夫妻双方大可以变换一下性生活方式、性交体位、性生活的时间和地点。有些夫妻性爱多年都是一种体位：女下男上式。这种体位会使男人更容易感到疲劳，多变换下体位，如男下女上式，能让男性稍显轻松，女性也会感受到前所未

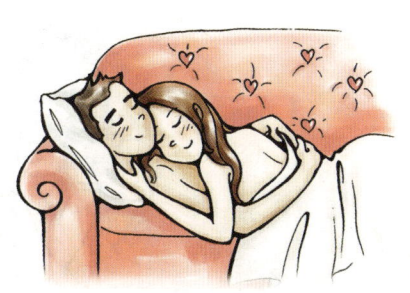

有的体验。性生活的场所也不必局限在卧室的床上，沙发、阳台、旅馆等都是不错的选择。

偶尔几次性生活后疲劳大可不必担忧。如果对不佳的性生活体验耿耿于怀，产生"阴影"，很可能引起性欲低下和性功能障碍，影响夫妻之间的感情。如果出现不能解决的问题，一定要到正规医院就诊。

24. 性猝死，必须警惕

性爱是美好的，但有时也会威胁健康，甚至引发猝死。性猝死是指由于性行为引起的意外死亡，又叫"房事猝死"。它不但包括性高潮期间的突然死亡，也包括性行为后的死亡，发生此症之前双方都无预兆及精神准备，因此往往缺乏预防措施，抢救不及。以下是几种在性生活中可能会导致猝死的诱

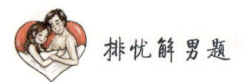

因，中老年人尤其要警惕。

（1）**过度劳累或长期分居**。长途旅行、长时间体力劳动或夫妻久别重逢后，如果马上进行性生活，可能让心脏和血液系统疲于奔命，发生猝死。这些情况下，消除疲劳后再亲热不迟。

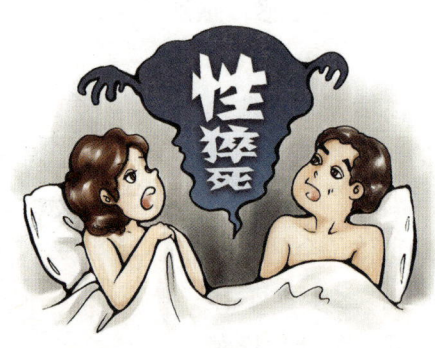

（2）**患有基础性疾病**。患有高血压、冠心病及其他心脏病的患者，器官的生理调节功能已处于不正常状态，性冲动可使中枢神经系统高度兴奋，造成血压骤升、心脏超负荷，易诱发心肌梗死或脑出血等，从而出现猝死。这些人在性生活时不要过分兴奋激动，必要时，性生活前宜服用硝酸甘油或消心痛等药物。

（3）**酒后同房**。有人认为酒能助性，但酒精本身也可使血流加速、血压升高，再加上性兴奋的刺激，容易诱发心脑血管疾病。因此，在性生活前不应饮酒、喝咖啡等兴奋性饮料或大量吸烟。

（4）**婚外性行为**。这时当事人会由于精神紧张，怕他人发现或情绪异常激动，导致心理压力大、情绪不稳定，从而诱发心脑血管疾病，发生猝死。

（5）**年龄相差悬殊**。男女间年龄相差过大，年龄较大一方容易心率快速上升，从而导致交感神经兴奋，使血管收缩和血

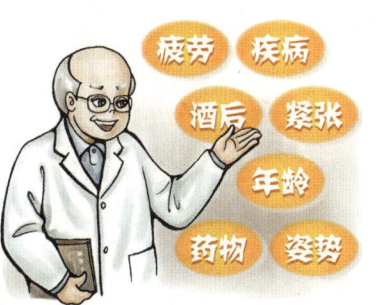

压上升,在极端情况下血管甚至会破裂,导致性猝死。双方的年龄相差越大,发生突然死亡的概率也就越高。

(6)**药物影响**。有些人为了提高性欲,滥用壮阳药物,可能造成过分性冲动,使人在性交时过分用力、性动作猛烈,发生猝死。

(7)**不正确的性爱姿势或习惯**。有的夫妻在拥抱接吻时,双手搂住对方颈部外侧中段,颈动脉窦的压力感受器受压,轻的可导致心率减慢、血压降低,重的可导致反射性心搏骤停致死。

25. 男人也会有性冷淡

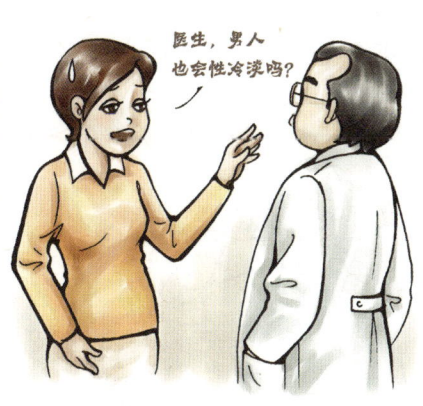

一提起性冷淡,人们首先会想到女性。其实,随着现代工作、生活节奏的增快和压力的增加,越来越多的男性也会出现性冷淡的情况,医学上,这称为性欲低下。性欲低下是常见的男性性功能障碍之一,主要表现为缺乏性幻想,缺少参与性活动的主观愿望和意识,主动性行为的要求减少,性活动频率低。据估计,目前约有15%的成年男性都受此问题困扰。性欲低下的原因非常复杂,主要可以分成以下几种。

（1）**精神心理压力大**。现代生活节奏快、竞争激烈、工作压力大、人际关系复杂，这给成年男性造成极重的心理压力，尤其会让心理素质较为脆弱、紧张者，产生焦虑和压抑交织、反复存在的心理紊乱状态，干扰大脑皮质的功能，从而导致性欲低下。对这类患者，我们要给予更多精神上的关心，同时强调女性配偶在治疗中的积极作用。

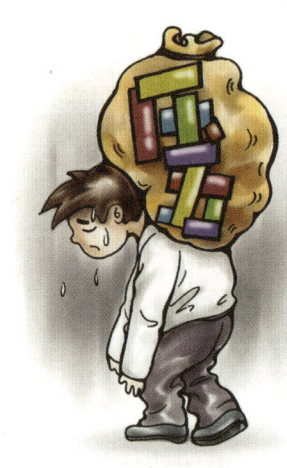

（2）**雄激素水平低下**。雄激素不仅维持男性生精功能、第二性征，更能提高大脑皮质性中枢的兴奋性，激发性欲，产生性反应。雄激素水平低下，可直接导致男性性欲低下，有时还伴有勃起功能障碍。针对这类患者，我们需要进行相应的性激素测定，必要时予以雄激素补充替代治疗，才能让患者恢复正常的性生活。

（3）**慢性疾病**。慢性肝炎肝硬化、糖尿病、慢性肾功能不全等，都会导致男性性功能低下。针对此类患者，我们需要对原发疾病给予积极治疗，同时也要关注雄激素水平，必要时使用雄激素补充替代治疗，可有效改善患者性功能障碍。

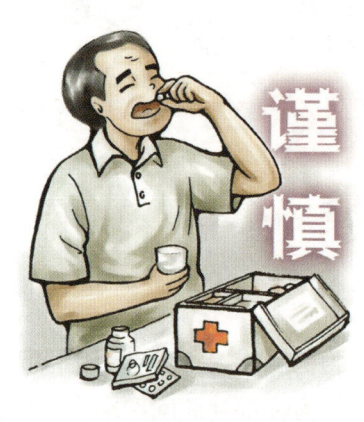

（4）**药物**。多种药物都与性欲低下有直接关系，如抗精神病药物、降压药（利

二、男人之"感"

血平、普萘洛尔等）、激素类药物（雌激素、抗雄激素药）等，必要时可与相关专科医师沟通，调整药物的种类和剂量。

（5）个人生活习惯。长期酗酒会导致慢性肝中毒，使得血液中雌激素水平升高，雄激素水平低下，从而导致性欲低下。此外，睡眠不足、营养不良等，也可能导致性欲低下。改善不良生活习惯，能有所改善。

26. 警惕男人的性衰老

规律性爱、乐观心态、不乱进补等都能延缓性功能老化

有些人年近七十，在性方面依然生龙活虎；有些人刚刚四五十岁，就再也提不起性欲。归根结底，是性衰老程度不同造成的。医学研究表明，男性睾酮水平越低，性功能越"老化"。性衰老主要表现在性欲低下、性频率降低，勃起出现问题，在夫妻生活中会变得不自信或烦躁不安等。要想改变这一状况，男性应该从以下几方面入手。

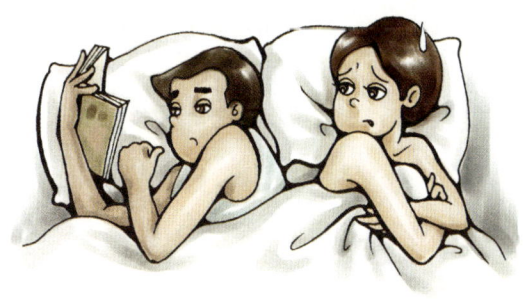

（1）坚持规律性爱。性能力用进废退，上了年纪并不意味着要终止性生活。如果太久没有性生活，会导致性能力下降、

内分泌失调、性功能加速老化。相反，保持规律和谐的性生活，有利于增强神经系统功能，保持性活跃。

（2）**保持良好的心态。**良好的心态能够减少心脏负荷，降低血压，就相当于给性器官上了润滑油，能够更好地运行。通达乐观还能让婚姻稳定、夫妻感情融洽。

（3）**保持良好的生活习惯。**研究证明，过度饮酒、长期失眠、熬夜等不良习惯，会减慢睾酮的生成速度，引起性腺激素紊乱，临床表现为性欲减退等。而吸烟会抑制性功能，诱发勃起功能障碍。所以男性要尽量保持健康规律的生活习惯。

（4）**不要乱进补。**一些男性觉得体力不支时，会选择壮阳药物进补，殊不知胡乱进补可能适得其反。与补品相比，平时饮食注意营养更重要，男人应多吃含锌的食物和其他有益性功能的食品，如小米、莲子、鱼、海参、韭菜、核桃、羊肉等。

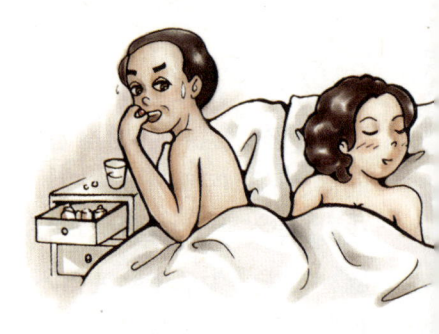

（5）**适当补充雄激素。**随着年龄的增长，性激素水平也会不断地下降。在医生指导下适当补充雄激素，有助于保持性能力，减缓性衰老。

27. 勃起差，也别放弃性生活

随着年龄的增加，男性在性生理和性心理上都会有不同程度的衰老，但勃起功能减退不等于要放弃性生活。相反，研究发现，性爱可以扩张动脉血管，活动筋骨，有助老年人健康。

二、男人之"惑"

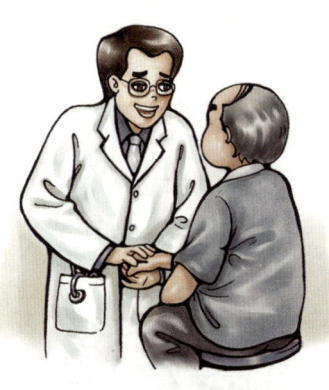

对老年男性来说,他们可能会遇到以下一些性变化和问题。

(1)**性欲减退、性反应迟钝。**人到老年,性激素分泌减少,产生性欲的直接动因少了,自然会出现性欲的减退。

(2)**勃起不坚,持续时间短。**随着神经、血管等系统的衰退,老年男性需要经过长时间的刺激,才能逐渐勃起。勃起后持续的时间也缩短,一般仅维持较短时间就消退。

(3)**睾丸缩小、射精减少。**人到老年,性腺的分泌功能减退,所以射精量会减少,有的甚至表现为虽有性高潮但无射精现象,或有射精而无明显快感。

针对以上生理特点,首先建议老年男性在性生活过程中增加爱抚时间,多进行相互抚爱以及对局部加以刺激,这样可以使性欲得到一定程度的满足。夫妻间的相互爱抚、拥抱等,在老年性爱中占有更重要的地位。

其次,老年男性多伴随有慢性基础疾病,因此,在性生活之前,要加强准备工作,如高血压患者要控制好血压,在性生活过程中应控制自己的情绪,避免过度兴奋和过急行动,要缓慢进行。

最后,老年人的性生活频度,应根据自己的身体状况来决定,只要性生活后不感到特别疲劳和特殊不适即可。总之,只要我们学会科学看待,了解自身生理情况,就可以健康地享受性生活。

28. 打鼾，性生活杀手

打鼾是一种普遍存在的睡眠现象，尤其在中年男性中十分常见。很多人认为打鼾是睡得香的表现，其实，呼噜声越大，健康越容易受到伤害，夫妻生活质量也会大大降低。

英国一项研究发现，打鼾是性生活杀手，有25%的夫妇性生活受到打鼾的影响。美国一个学术团体也做了类似研究，同样发现，无论对于打鼾者本人还是其配偶，打鼾都明显影响其性爱质量，而经过对打鼾的治疗后，他们的性生活质量又明显改善，患者的性欲增加、性交时间延长、做爱次数增多、性高潮强烈。

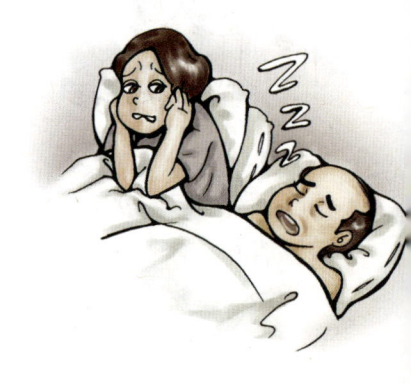

打鼾影响夫妻性生活质量有多方面原因。首先，打鼾学名叫睡眠呼吸暂停综合征，意思是打鼾者睡觉时呼吸会反复暂停，造成身体器官的血液严重缺氧，形成低血氧症。由于血液到达身体各个器官时不充分，自然阴茎勃起时需要的血液也会"供不应求"，长此以往，会造成勃起缓慢、勃起硬度降低或勃起持续时间太短，甚至无法勃起。其次，打鼾也说明睡眠质量不高，长期睡眠质量不好，会使双方处于疲倦状态中，导致身体新陈代谢失调，性激素分泌不正常，性欲自然不旺盛。再次，打鼾也可能使得对方产生厌恶和反感情绪，影响性爱情趣，甚至引发分床、分居、争吵等情感问题。矛盾得不到解决，双方自然也就对性生活失去兴趣。最后，打鼾还可能是某种疾病的征兆，如打鼾严重的人患高血压、心脏病

二、男人之"惑"

的可能性较大，而这些慢性疾病如果得不到及时发现、治疗，会进一步影响性功能。

出现打鼾症状的男性，一定不能掉以轻心，要积极锻炼身体，减轻体重，调整生活及工作状态，改善身体疲劳，及时减轻打鼾对性生活造成的负面影响。如果感觉性生活已经受到影响，需要时应到正规医院的呼吸科和男科就诊。

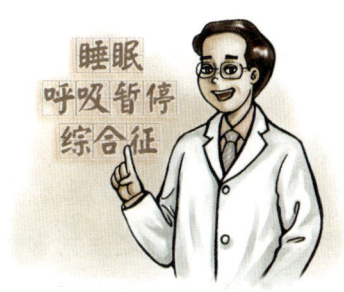

29. 别让亚健康毁了性

目前，亚健康还没有明确的医学指标来诊断，因此常被人们所忽视。一般来说，如果没有什么明显的病症，但又长时间处于失眠、乏力、无食欲、易疲劳、心悸、抵抗力差、易激怒、经常性感冒或口腔溃疡、便秘等一种或几种状态中，可能就已经处于亚健康状态了。亚健康会影响人的生活和工作，还会对性生活造成诸多负面影响。

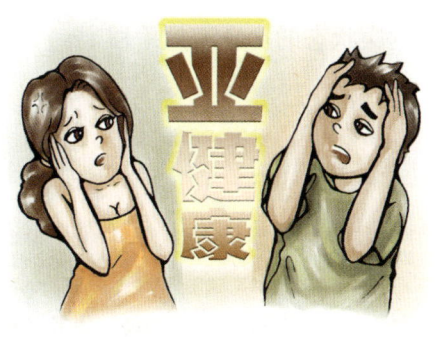

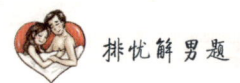
排忧解男题

对男性来说，亚健康状态会导致免疫力下降，浑身没劲，不想性爱，同时还会影响雄性激素的分泌，导致性功能减退，出现勃起功能障碍、早泄等问题。亚健康者大多是办公室久坐一族，长期不运动使盆腔淤血，易引起慢性无菌性前列腺炎、精索静脉曲张、睾丸疼痛及附睾结节等男科问题。亚健康还让人容易发胖，脂肪肥厚，这也会严重影响性能力和性爱快感，甚至导致不育症。

对女性来说，亚健康状态首先会影响内分泌，导致月经周期紊乱，性欲也随之受到影响。其次，亚健康会让女性皮肤变差，面容憔悴，难以引起异性的好感，女性的自信心也大打折扣。最后，亚健康可能让女性产生性冷淡等性功能障碍，严重影响夫妻性生活质量和感情。

因此，大家如果感觉自己处于亚健康状态，一定要及时采取措施。在生活上，做到饮食有度、合理安排时间、养成良好的睡眠习惯、戒烟限酒、适度劳逸等。那些因亚健康导致性功能减退的人群，要坚持运动，这是最有效的改善方法，每周做 3~5 次有氧运动，每次 1 小时为宜。

值得提醒的是，许多疾病的发生与性生活得不到满足或不和谐有关。规律适度的性生活可以增加啡肽分泌，增强身体免疫力，延缓性器官衰退。所以，对亚健康人群来说，坚持性生活，也是改善健康状态的一个有效手段。

30. 血糖高，性爱也会受阻

导致男性勃起困难，女性润滑不够

糖尿病是现在十分常见的慢性疾病，很多糖尿病患者不仅

二、男人之"惑"

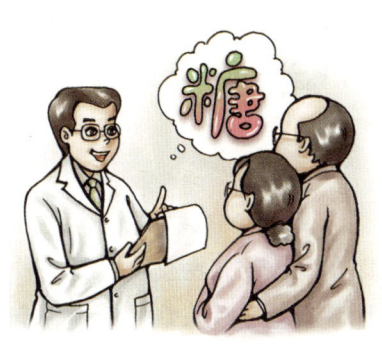

身体上承受着痛苦,性生活方面也会遇到困难。但这并不意味着糖尿病患者要和性生活说再见。

对男性来说,血糖高会影响内分泌功能,使性激素减少,容易出现性欲低下;其次,糖尿病会引起神经病变,进而影响阴茎的触觉感受,还会减少阴茎供血,造成勃起不坚挺。调查显示,糖尿病导致的阳痿率高达40%~60%。最后,长期高血糖状态,会损害男性支配膀胱和尿道的植物神经,导致植物神经功能紊乱,使膀胱逼尿肌或尿道括约肌功能出现障碍,从而引发前列腺肥大。

如果男性已被证实患有糖尿病,必须积极治疗,认真控制饮食,有规律地服用降糖药物。糖尿病得到控制,性功能也可获得改善。如果血糖控制得不错,但性欲仍然减退,就应该考虑精神因素了。必须消除焦虑情绪,同时妻子要给予配合和安慰。必要时,要咨询男科医生。

对女性来说,糖尿病对性功能的影响没有男性明显,主要表现为缺乏性高潮。另外,高血糖会影响阴道润滑度,影响性交快感,导致性交不适甚至疼痛。同时,女性糖尿病患者更容易发生霉菌感染和尿路感染,这也会严重影响性生活质量。女性糖尿病患者应积极控制血糖,同时要合理应用药物,彻底治疗阴道炎。出现萎缩性阴道炎的女性患者可适当口服雌性激素,也可用阴道润滑剂。

值得提醒的是,由于糖尿病会使患者体力受损,在性生活过程中,血糖会伴随着体力的消耗而下降,容易导致低血糖的

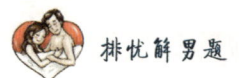

发生。因此，可以在床头备一些食物，若性爱过程中出现心慌、出汗、乏力、饥饿感、手抖、晕厥等症状，就及时吃一些。

31. 性爱后头痛要警惕

性爱是男女双方情感、心灵以及身体的亲密交流，是一种幸福的享受。不过，有些夫妻在性爱后会出现头痛的情况，有些人则在性爱过程中头痛，这可能有以下一些原因。

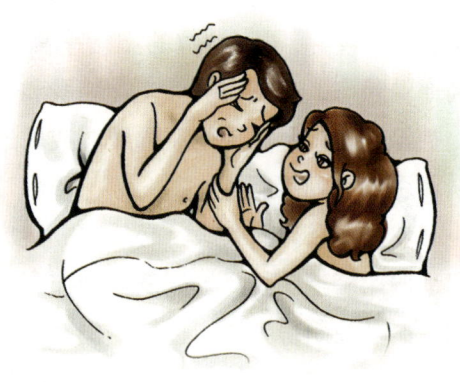

首先，有可能是性兴奋或紧张造成的。一些夫妇性爱时会过分着急、紧张，从而导致人体交感神经兴奋，血管收缩，再加上性爱中血压提升过快，缺乏明显的缓冲，头颈部肌肉痉挛，血液循环加快，进而因为血管出现痉挛而产生痛感。假如有血管狭窄，就会使脑部血液循环不畅，加上性爱时血液集中于生殖系统，都可导致脑部缺血而引发疼痛。对于这种类型的性爱头痛，可以在性生活之前和性生活过程中有意识地放松脖颈、下颌和肩膀部位的肌肉，平时也要针对这些部位经常进行放松练习。

二、男人之"感"

其次，患有脑血管疾患或高血压。如果频繁地在性爱中发生严重头痛，就要排除患有高血压、神经血管病变，这类患者有的还有偏头痛病史，建议到相关专科诊室进行血压、脑血管情况等的检查。在咨询医生后，性爱前可内服少量降压药或镇痛药。

再次，体位性头痛。一般在突然变化体位时发生，并伴有恶心、呕吐，可能是低颅压性头痛。应对方法是尽量减少一些不适体位的应用。

最后，如果性爱过频、过久、身体过度疲劳、性爱环境不佳、空气不流畅、声音嘈杂使人心烦意乱，也可导致头痛。这些头痛一般都是偶尔发生，调整后大多可以缓解或避免。双方要注意劳逸结合。性爱不宜过频，要注意控制感情，适可而止，不要兴奋过度。

需要注意的是，若性爱过程中出现头晕、头痛，甚至伴有胸闷、憋气、心悸或胸前区不适等症状，应休息观察，必要时要咨询医生。

32. 身高也会影响性爱

相差太悬殊的，一定要变换体位

国外研究发现，伴侣的最佳身高是男性比女性高 12 厘米，这样不管是牵手、拥抱、接吻、性爱都比较和谐。但在爱人眼中，无论对方高矮胖瘦，都是美丽、值得拥有的。不过，在性生活中，如果双方体型相差过于悬殊，性生活中可能会遇到一些问题，甚至遭遇挫折，影响双方感情。因此，身高、体重相差较多的伴侣，性爱时要注意调整体位，相互配合。

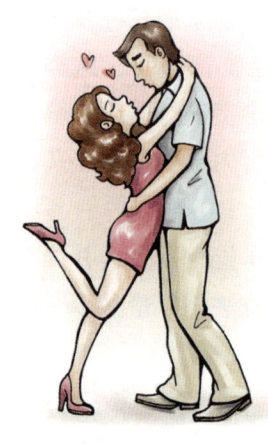

身高相差悬殊的夫妻，一般的接吻、爱抚等动作不宜采取站立式，夫妻可以坐拥在沙发或床边来亲吻爱抚，或者直接躺在床上进行亲密的小动作。性爱时，如果是男方高大，女方矮小，可以采取男下女上体位，也可以采取对坐法，双方面对面，女方坐在男方腿上，男方抱住女方腰部，这些体位可以帮助克服身高带来的不便。如果是男方身高较矮，不宜采用后进式，男下女上的传教士式比较合适；也可以采取女方平卧于床，臀部平齐床边，男方在床旁站立的体位进行性爱。

对于体重相差较多的夫妻，性爱时也要注意变换方式。如果男性肥胖，性生活时采用男上位会比较困难，这时可以在女性的腰下放一个枕头，就能使插入更深、更充分。反之，如果女性较胖，腹部的赘肉可能影响同房姿势，这时可以采用后入式，或者在女性腹部下放个枕头，以支撑体重。

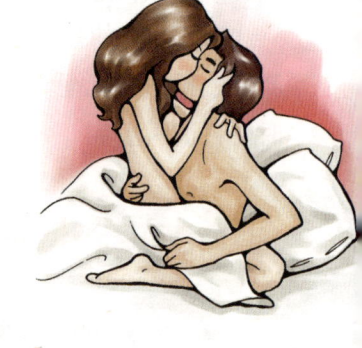

值得提醒的是，性爱是两个人身心的结合，只要双方彼此相爱，顾及对方感受，即使体型相差较大，也不会妨碍获得性高潮和性快感。

二、男人之"惑"

33 女性容易性厌恶

> 口臭、有头屑等都可能影响性欲

爱人突然毫无征兆地拒绝与你亲热？小心，可能是一些不经意的小细节影响了性欲。

近日，美国纽约大学一项调查显示，爱人有口臭、脚臭、下身有异味、有头皮屑等问题，常常会让另一半突然失去性趣，对性变得冷淡。长此以往甚至会引发性厌恶。主要表现为缺乏性幻想，缺少参与性活动的主观愿望和意识、排斥与异性接触、在性爱中没有反应等。

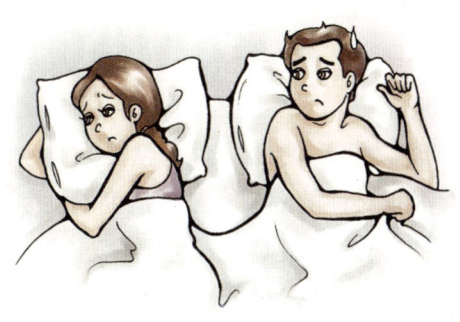

在医学上，性厌恶是一种性方面的心理疾病，是指想到会与伴侣发生性关系，就产生强烈的负性情绪，刻意回避性活动。心理问题也会引起一系列生理反应，例如全身出汗、恶心、呕吐、腹泻或心悸等。

一般女性更容易出现性厌恶方面的问题。引发原因是多方面的，包括对伴侣不良习惯细节产生抵触心理，进而抵制身体接触；缺乏性知识，性生活单调，甚至性高潮障碍，毫无乐趣可言；童年时曾有过性创伤史（强奸、性骚扰等）；恋爱或

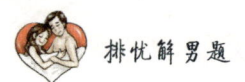

婚姻失败产生心理阴影；性交痛或不适使之害怕性生活；某些女性存在自身阴部不洁感，怕污损配偶。对此，要找出具体原因，对症治疗，通过心理疏导、伴侣配合、性爱指导等方式进行改善。

男性也会出现性厌恶的情况，常见原因包括：初始性生活不成功而对自己性能力产生怀疑；在青春发育早期对性的认识产生异常；婚后性生活中出现问题，得不到解决；患有神经衰弱和性器官疾病等。对男性性厌恶患者的治疗，主要需要女方的帮助，妻子要有耐心，平时在生活中多些温柔体贴，性生活时积极配合。必要时，也可在医生指导下，服用一些帮助勃起的药物，以增强自信。

34. 离婚、分居、部分老年人群别让性能力"待业"

古人云："食、色，性也。"性生活是人类生活中的重要组成部分，人人都有对性的渴望。正常适度的性生活，能使性欲望得以实现，使性张力得以释放。当性欲长期得不到发泄时，会产生"性紧张"。性紧张对男性的影响比女性大，可表现为烦躁不安、情绪不佳、失眠多梦、注意力不集中等。

然而，现实生活中，因种种原因，有一部分人群不能享受正常的性生活，出现无性生活或禁欲的情况，这对他们的身心健康会产生很大影响。这样的人群主要包括：离婚或丧偶独居人群、夫妻长期两地分居人群、特殊老年人群。

现代人的性生活主要有三个目的：第一是生育，第二是获得快感愉悦，第三就是维系夫妻之间的两性关系。两地分居的夫妇中，性生活的这三个功能、目的都不同程度地受到影响。由于双方不能长期在一起，导致性生活很不规律，易使男性出

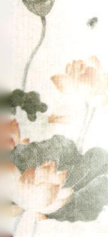

二、男人之"感"

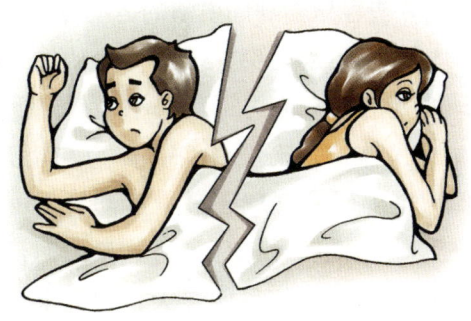

现性功能障碍。男性性功能障碍如早泄、阳痿、前列腺炎等，在两地分居的人群中发病率要比正常夫妇高很多，而且治疗起来也相对困难一些。

对于分居夫妻来说，如何避免性能力"待业"呢？首先是性自慰，因为分居时，相当于陷入性的"待业期"，虽然有性冲动，但没有一个排解的途径，就可以选择性自慰的手段。这是一种正当、合理的性手段，既保证了对伴侣的忠诚，也不会违背社会道德，更是释放性欲望的有效途径。其次是适当地考虑使用正规厂家生产的性工具。再次是转移注意力，夫妻之间经常打电话，发短信，共同回忆一下两个人的美好时光，这样也可以间接得到性的满足和心理上的安慰。不过，最好的方法还是每隔一段时间见一次面。

35. 运动不当，小心伤性

生命在于运动，合理的体育运动能够大大地改善性生活的质量和乐趣，不仅可以减少男性勃起功能障碍（ED）的发生，增加女性阴道肌肉力量，而且可使性欲明显增强。不过，有时运动不当，也会给性生活带来负面影响，伤害性器官、影响

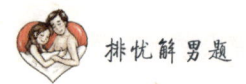

性功能。以下是一些容易影响性生活的运动习惯和方式。

（1）**运动过度、运动量突然增大。**运动过量可能会导致神经官能症，使人的反应能力下降，平衡感降低，肌肉的弹性减小。此时，人体迫切需要休息，体力和精力都会下降，性欲进而降低。国外研究发现，过量运动甚至可引发暂时性ED。因此，人们在运动时要循序渐进、量力而行，比如一周运动2~3次，运动一次，休息两三天，根据个人年龄和身体状况选择运动项目。十天半月不运动之后突然运动，也容易运动过量，造成过度疲劳。

（2）**运动项目不适合。**有些运动项目锻炼不当，很可能对性器官造成伤害，例如过多地骑自行车、骑马等，往往会使男性前列腺和其他附性腺产生慢性劳损和充血，影响它们的功能及加重慢性炎症，影响性生活以及生育能力。因此，建议不要局限于某一两项自己喜欢的运动中，要培养多元化的运动乐趣。每周进行不同的运动项目，既全方位锻炼了身体，也避免了单一运动造成的劳损。

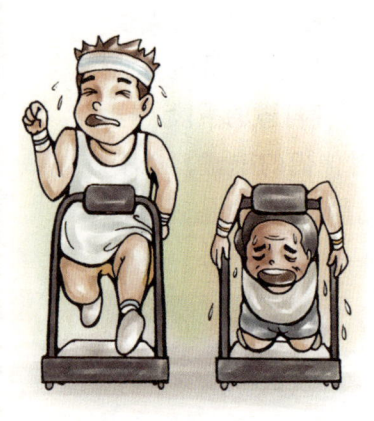

（3）**追求肌肉锻炼，大量减少脂肪。**虽然脂肪多了影响健康，但对于女性来说，体内的脂肪含量大幅度下降，可能引起雌激素分泌减少，导致女性对性生活缺乏兴趣。美国的一项调查结果也证明，体内脂肪含量低的瘦弱的女性，更容易出现性欲低下的问题。建议女性不要通过运动过度减肥，应合理饮食，使体脂肪控制在正常范围内。

36. 妻子生产，丈夫性欲下降

很多夫妻在怀孕前性生活十分和谐，但生育后，却突然发现自己的性功能出问题了。女性因为生产、哺乳等导致体内激素变化，性欲下降，一般很容易理解，但男性在妻子生育后出现性生活方面的困难，多少会让他们觉得有苦难言。

其实，临床上男性因妻子生育而出现性功能下降的情况并不少见，这主要跟以下原因有关。

首先是长时间没有性生活引起的副作用。怀孕期间，丈夫忙于照顾妻子，无暇顾及个人的性生活问题，常常压抑性欲望。即使孕中期可以进行性生活，但为了宝宝安全，多数夫妻还是"能省则省"。生育后，想再次体验性生活甜蜜的时候，性器官可能会"罢工"。因为性功能遵循"用进废退"的理论，就像好久没开车，刚开始会手忙脚乱，容易熄火一样。

其次，生育后夫妻一切以孩子为中心，将注意力都集中在孩子身上。当孩子入睡后，夫妻常常觉得筋疲力尽，只想着快些入睡，对性爱也提不起兴趣。

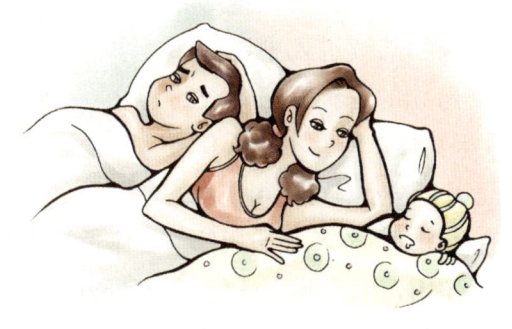

最后，一些心理因素也会影响男性的性功能，例如感觉得不到妻子的"关怀"，心理落差大导致勃起出现问题。此外，担心再次怀孕、爱人不配合、家里有老人、怕影响孩子等也都会引起阴茎勃起困难。

如果生育后出现性方面的问题，要积极面对，不能逃避，否则可能影响夫妻感情，还会对男性勃起的信心造成严重打击。此时，可以根据勃起问题出现的次数判断，偶尔出现不要担心，可以多进行尝试，如果每次都无法完成性生活，则需要进行正规诊治。还可以根据勃起出现的频率判断，如晨勃及夜间勃起正常，往往提示病情比较轻，可能主要是心理因素。

37. 伟哥，吃不对很伤身

据科学估测，目前我国的勃起功能障碍（ED）患病人数可达800万～1000万。伟哥的出现，使数以千万计受ED困扰的男性找回了往日的快乐。"伟哥"一词开始只用于率先进入中国的"西地那非"，但随着伐地那非和他达拉非等药物陆续进入中国，伟哥已成为该类药物的总称。伟哥类药物治疗ED效果甚佳，但并不是所有的患者都适合服用，吃不对可能很伤身。

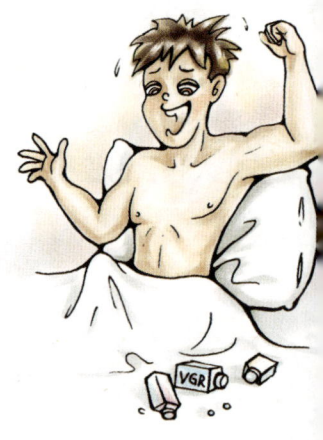

首先，有些情况绝对不能服用伟哥。伟哥类药物可增强硝酸酯类的降压作用，因此服用任何剂型硝酸酯的患者，无论是规律服用或间断服用，均不可吃伟哥。最近3个月内发生过心肌梗死的患者，不稳定型心绞痛或在性交过程中发生过心绞

二、男人之"感"

痛的患者,在过去6个月内发生严重心力衰竭、难治性心律失常、低血压或难治性高血压患者、最近6个月内发生过脑卒中的患者,对伟哥及其处方中的成分过敏的患者,均不得服用本品。

其次,服用伟哥要考虑副作用。任何药物都会有副作用,伟哥也不例外。其最常见的不良反应为头痛、面部潮红、消化不良和肌肉疼痛,然后为鼻塞、腹泻、头晕和皮疹,这些症状一般是短暂的,也大多可以耐受;有少数患者会发生暂时性视觉色彩改变(如无法区别蓝色和绿色物体),眼睛对光的敏感度增加等。

再次,特定情况下要考虑用量。年龄65岁以上或者肝功能损害、重度肾功能损害的患者由于药物代谢减慢,会导致血浆伟哥水平升高。此外,服用西咪替丁、红霉素、酮康唑、降压药等药物的患者,要在医生指导下应用伟哥。

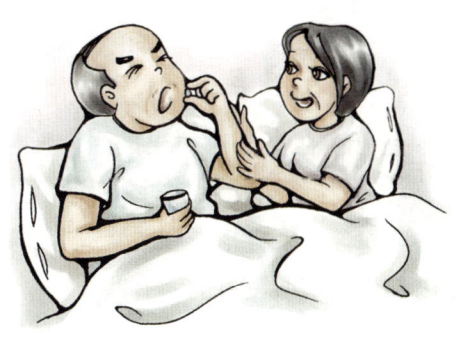

最后,要正确认识伟哥,作为专业医生,我们既不提倡不加选择地"滥用",也反对"因噎而废食",谈伟哥色变。一旦出现ED,要及时进行正规检查,按照医生指导服药。

38. 女性要当心精液过敏

表现为性爱后水肿、瘙痒、心悸、恶心等

有些人对花粉过敏、有些人对花生过敏，但很多人不知道，男性的精液也会引起过敏。

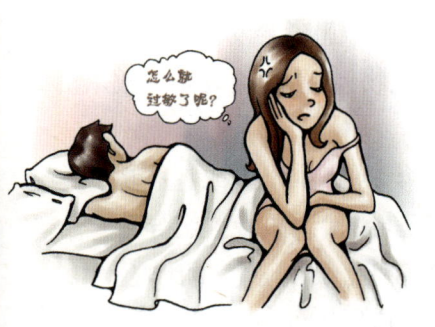

很多女性在性生活后，生殖器周围会出现红疹、瘙痒现象，她们经常会认为这是细菌感染、阴道炎造成的，甚至怀疑是感染了性病。其实，这很可能是精液过敏导致的。国外有研究认为，超过12%的女性都有过精液过敏的经历，她们有些是初次性生活，有些已经结婚多年。性爱后一段时间内，女性出现阴道或会阴部水肿、瘙痒、心悸，甚至恶心、呕吐等，都是精液过敏的表现。

精液，原本是男性在高潮时射出的蛋白质精华物，是孕育后代的"种子"，为什么会让女性过敏呢？这与精液中的一些成分有关。精液内含有来自精子和精浆成分的数十种特异抗原，它们是体内其他组织所没有的。有些男性精液中抗原物质的抗原性特别强，若女性恰好是过敏体质，同房之后便会发生一系列反应。症状常因人而异，程度也轻重不一。有时，女性可能只对某个男性的精液过敏，也有可能是对所有的精液都敏感；还有些时候，即使男性戴着安全套，或是没有在阴道内射精，女性仍会出现上述症状。

一些女性可能最初不会过敏，但当她们体内的激素水平发

二、男人之"感"

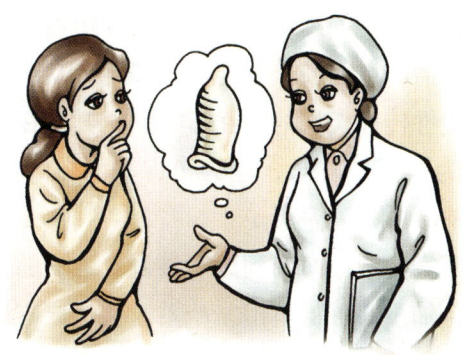

生了变化,如开始使用一种新的避孕方法、接受了子宫切除术或怀孕等情况下,也会突然过敏。若男性正在服用某种药物或吃了某种食物,如青霉素或花生等,也可能导致女性过敏。

如果过敏症状不严重,可以多试几次,身体可能对精液产生免疫,过敏症状就会逐渐消失。但如果过敏症状严重,已经影响了正常生活,那性爱时必须要使用安全套,尽量减少过敏概率。同时,要及时到医院就诊。还要提醒的是,女性在检查时,要尽量找到过敏原,以便对症治疗。

39. 拒绝五类危险性行为

性行为不当可能带来很多危险,对身体健康、夫妻感情以及工作生活都造成严重影响。以下是几种比较常见的危险性行为,一定要注意。

(1)**与陌生人性爱不戴安全套**。安全套的出现同时解决了两大性难题,一是大大减少了性传播疾病的发生,二是有

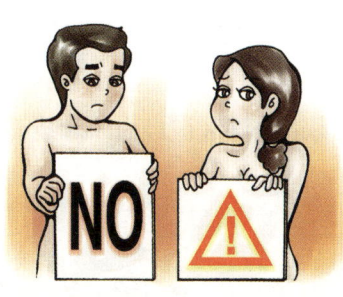

效地减少了意外怀孕的出现。大多数的性传播疾病是通过皮肤黏膜或体液传播的，而安全套能有效隔绝男女性器官皮肤黏膜的接触，避免性传播疾病的相互影响，尤其是在与陌生人发生性关系时，为了保护自己，也为了保护对方，应积极主动地采取保护措施，戴好安全套。

（2）血压升高或心脏有问题时性爱。强烈的性刺激会让大脑过度兴奋，加重心脏的负担，严重时会造成心源性猝死或出现脑出血等各种脑血管意外。所以，对于有严重高血压或者心脏功能不全的男性，应该谨慎进行性生活，注意性生活的频度和强度。

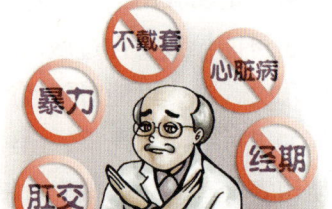

（3）口交、肛交等性行为。性传播疾病主要出现在性器官部位，如阴茎龟头处、尿道、女性阴道等，所以在生殖器接触时会经皮肤黏膜或体液传播。口腔内能分泌大量唾液，能够消灭大多数致病菌，所以临床上极少出现口交或接吻传播性疾病的情况。但肛门和生殖道的情况较为相似，所以肛交很容易发生性传播疾病。

（4）过于暴力。阴茎外伤是泌尿科急诊的常见情况，主要为阴茎挫伤和阴茎系带的撕裂，其主要原因就是性生活中过于粗暴。勃起的阴茎就是一个盛血的器官，有一定的坚硬度和韧性，但也只是一个脆弱的组织器官，如果性生活中过于暴力，容易造成损伤。

（5）经期性爱。女性月经期间阴道分泌液被经血中和成碱性，成为良好的细菌培养基，同时子宫内膜脱落，子宫内有伤口，性爱时易将细菌带入，引起生殖器官发炎。

40. 几种情况不宜同房

我们常说，"在对的时刻，做对的事情。"性生活也一样，如果时机选不对，很可能让身体受伤，甚至威胁夫妻感情。在以下几种情况下，我们建议夫妻最好不要同房。

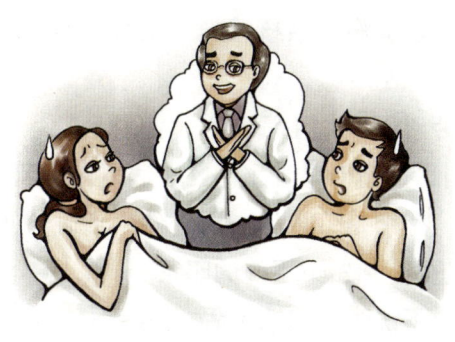

（1）**在女性的生理期、怀孕初期及末期不宜性生活。**月经期间女性阴道分泌液被经血中和成碱性，成为良好的细菌培养基，同时子宫内膜脱落，子宫内有伤口，子宫口又微开，同房易将细菌带入，引起生殖器官发炎。如果原来就有慢性盆腔炎者，经期性交更会引起急性发作。经期性交也可加重子宫充血，使经血增多、经期延长或经期不适加重。而在怀孕初期的头三个月及末期，性生活会刺激胎儿在子宫内的发育，容易造成流产，此时也不建议过性生活。

（2）**存在生殖道感染等疾病或严重器质性疾患时不宜性生活。**男女双方患有性传播疾病时，应暂停性生活，并及时同

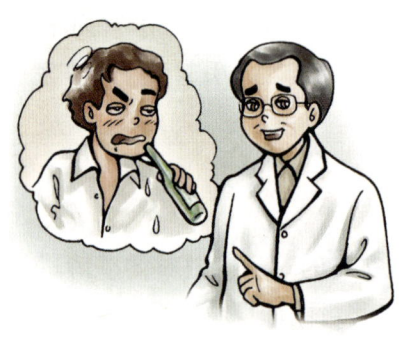

查同治,以免疾病加重或反复发作;男性存在严重的器质性疾病,如严重的心脏病、结核感染严重时期时,也应听从医生建议,暂停性生活。

(3)疲劳时不宜性生活。性生活要消耗一定的体力和精力,精神或身体疲惫时过性生活往往达不到高潮,收不到双方满意的效果,特别是劳累后立即过性生活,会损害健康,还可能给以后的性生活留下不好的印象。

(4)心情不悦时不宜性生活。情绪不佳时勉强过性生活,不仅不会和谐,还会使情绪不佳的一方产生反感;如反复发生,可能会导致女方性冷淡或男方阳痿。

(5)醉酒后不宜性生活。酒后尤其是大量饮用烈性酒后,会导致男方阴茎勃起不坚或早泄,同时易令女方反感,影响性生活质量,妨碍性生活和谐。

(6)饱食或饥饿时不易性生活。饱食时胃肠道充盈并充血,大脑及全身其他器官的血液相对供应不足,因此,不宜在刚刚吃完饭后就过性生活。同样,饥肠辘辘时,人的体力下降,精力不充沛,此时过性生活,往往也不易达到满意的效果。

三、男人之"扰"

41. 沐浴后自检生殖器

美好的性生活需要健康的身体。对男性来说，露在体外的生殖器是重要的性器官，但也十分"脆弱"，容易出现一些问题。自检能够帮助男性及时发现一些问题，减少隐患。自检的最好时机是在沐浴后，这时阴囊皮肤放松，利于进行。以下是几个重要部位的检查方式。

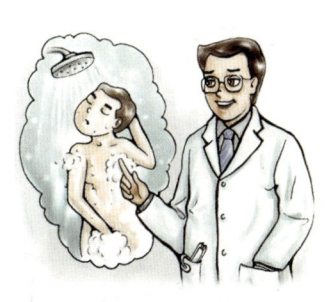

睾丸位于阴囊内，随性成熟而迅速生长，至老年随着性功能的衰退而萎缩变小。自检时，两只手分别轻柔地捏住两侧睾丸，正常情况下，它们长4~5厘米，宽2~3厘米，呈微扁的椭圆形，表面光滑，质地稍硬。如果睾丸小而软可能是发育得不好，也有可能是一些疾患导致，如小的时候得过腮腺炎，或患有精索静脉曲张等，将来可能会影响生育及性功能，最好去正规医院咨询。有的人睾丸一大一小，一高一低，如果差别不大，均属正常。

阴囊位于阴茎下面，用于保护睾丸和附睾。它对外界刺激很敏感，所以要注意保护，不要过度进行外力刺激。检查阴囊时，主要注意它是否有红肿，阴囊内是否有异常肿块。如果有，则需要到医院接受进一步的检查。

阴茎是男性性行为的主要器官。外部看为粗细不等的长圆锥形或长圆柱形，有松弛和勃起两种状态。阴茎上保护阴茎的皮肤叫包皮。正常勃起情况下龟头会露在包皮外面，可是有部分男性的包皮包裹着龟头，使龟头不能完全露出，这种情况叫

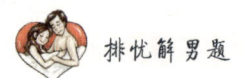

包皮过长。有些还会因此在性生活时引起疼痛，影响性生活。更有甚者包皮外口过小，包皮不能向外翻转，这种情况叫包茎，会严重影响性生活，甚至会影响生育，这时就要积极到正规医院求医了。

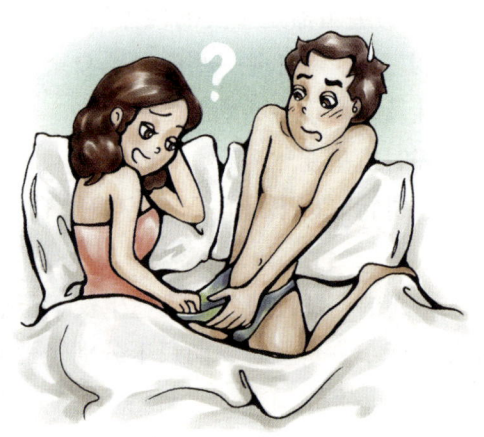

42. 精液检查四项注意

男性一旦性发育成熟，睾丸就持续不断地产生精子。睾丸每天可以产生 7000 万 ~1 亿个精子，精子的发生和成熟是一个相当复杂的过程，任何疾病或其他因素干扰了男性生殖功能，均可造成男性不育。

对男性不育症患者进行精液检查，是检查男性生育功能的一项最基础的方法。精液检查操作简便，化验数据准确，有较高的临床参考价值，也是男性不育症要做的第一项常规检查。精液检查中的采精程序十分重要，必须按规定严格遵守，化验结果才会准确、有效。但是患者在做精液检查时往往易受多种因素的干扰，如果精液采集方法不当，不仅会影响检查的准确

三、男人之"扰"

性,甚至会出现很大的偏差。因此,进行精液检查的男性,要注意以下几点。

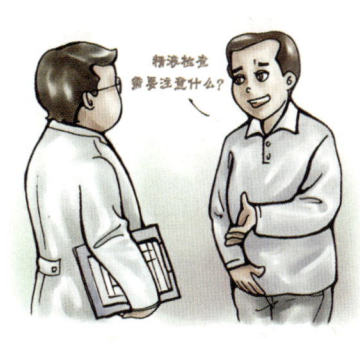

首先,要禁欲3~7天,除禁止夫妻房事和自慰外,还应该避免梦遗发生,这是为了保证在检查时精液量充足,能客观反映精液质量。另外,禁欲时间的长短也有讲究,时间过短,精液量和精子密度不够;时间过长则会导致精子活动度下降,影响检查的准确性。

其次,精液检查还应避开身体健康不佳时期,如感冒发烧或大量饮酒之后。因为此时可能会出现少精或死精的情况,也会影响检查的准确性。

再次,精子采样时,最好在门诊现场采样。一般是精液检查室或门诊卫生间用自慰方法采样,采样后立即送检,可避免精液离体时间过长或中途被污染。采样时要收集全部精液,特别是刚射精时的头一部分精液。精液要装入医院提供的清洁容器中,不能用安全套(安全套上多含有润滑剂或杀精剂,会影响精子的活力)。采样时如是冬季,应把容器放入怀中保温送检。保持精液样本的适宜温度是20~35℃。

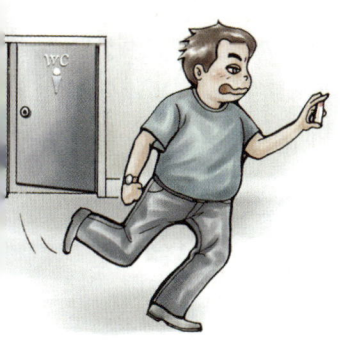

最后,有些患者由于心理因素,需在家中采样。遇到这种情况,患者应在医生指定时间内将样本送检,不可搁置时间过长。

排忧解男题

43. 烟和酒，男人的天敌

抑制性激素，造成勃起困难或早泄

莎士比亚曾说："酒激起了愿望，但也使行动成为泡影。"在性生活方面，酗酒和吸烟给男性带来的副作用尤其明显。

美国科学家曾进行过一项有名的医学试验：他们先让男性大学生饮用不同剂量的酒，再让他们观看色情影片。结果发现，体内酒精浓度越高，性功能受到的影响越大，即使不醉酒，勃起也会受到影响。研究者指出，过量饮酒对中枢神经系统和性神经都会产生抑制作用，妨碍性冲动的传递，造成男性勃起困难或引起早泄，使性交失败。此外，饮酒后，血液中睾酮会随之减少，继而影响男性的性功能。

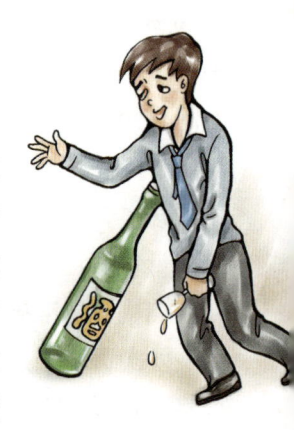

吸烟与肺癌、肾癌、喉癌的发病关系密切，但是，吸烟与男性性功能障碍和男性不育之间的关系却被很多人忽视了。

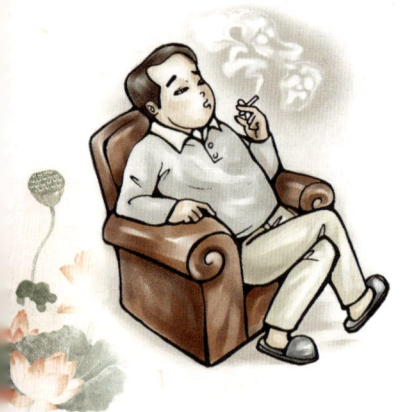

香港一项研究发现，每天吸烟超过20支的男性，患有勃起功能障碍的比例显著升高。加拿大一项研究发现，在男性性功能障碍的患者中，吸烟或曾经吸烟者是非吸烟者的2倍。这是因为烟草中的尼古丁可以对内分泌起干扰作用，抑制性激素的分泌，使血液中的睾丸酮水平下降；另外，尼古丁作用于血管，可使睾丸动脉发生硬化、痉挛，导致睾丸

三、男人之"扰"

萎缩，从而影响性功能。

除烟酒的大量摄入外，一些不良习惯也会让男性失去雄风，例如生活压力过大、心理平衡失调、被负面情绪包围等。所以，男性要想"雄风不减"，请远离烟酒、均衡饮食、乐观豁达。

44. 坏精液有三种

少精、弱精、畸精都可能影响受孕

为了要个健康的宝宝，越来越多的育龄夫妇会在孕前到医院进行检查。检查后，一些男性可能会被告知精液质量不好。事实上，这只是一个笼统的说法，男性精液质量不好分多种情况。

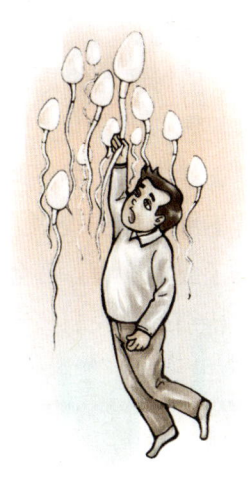

精液常规分析是评估男性生育能力的基石，其中有三个指标值得关注，即精子的数量、活力和形态。最重要的指标是精子的数量，它是由精液的体积和精子浓度共同决定的；其次是精子的活力，也就是精子的活动情况；最后是精子形态。根据世界卫生组织修订的第5版《人类精液检查和处理实验室手册》，男性精液中精子的总数量应≥4000万，前向运动的精子比例≥32%，正常形态的精子比例≥4%。所以，精液不好可以分为几类：精子总量少，叫少精症；精子数量不少但活动力不好，叫弱精症；精子活动力还行，数量也可以，但形态不好，叫畸精症。这三类也有

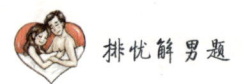

相互重叠的时候，如精子又少又弱的，叫少弱精症；精子又弱又畸的，叫弱精畸精症。

影响精液质量的原因多而复杂，主要分为两方面：一是先天因素造成的睾丸发育不良，如染色体核型异常、隐睾、下丘脑或脑垂体病变导致促性腺激素不足等；二是后天的、外在的环境因素，如青春期腮腺炎继发的睾丸炎症、长期的抽烟、酗酒、射线辐射、高温环境等。

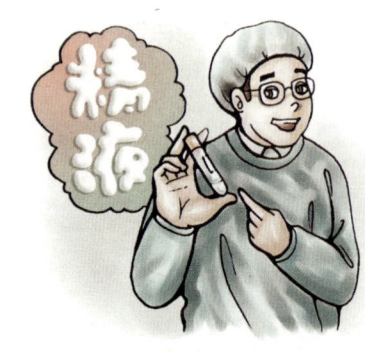

值得注意的是，一次精液质量不好，并不意味着精子一定有问题。世界卫生组织的精液检查手册里明确说明，精液一般要查2~3次，按平均值来估测到底有没有问题。查一次精液经常不准，因为很多因素可能影响精液质量，比如前一天忙了、累了或喝了酒，都会影响精液质量。一般情况下，只要精液不是特别差，我们都建议通过运动和生活方式的调整来改善。

45. 精子被谁伤害了

化学品、重金属、常骑车等都是元凶

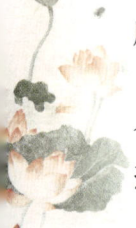

全球男性的精子数量都在日益减少，这不仅关乎男性健康，而且预示着人类繁殖能力可能受到威胁。

去年一项关于精子数量的研究认为，每周看电视超过20个小时的男性精子数量会大大降低，这让很多人对电视机变得恐慌起来。事实上，精子数量的减少与环境、生活方式等都有

三、男人之"忧"

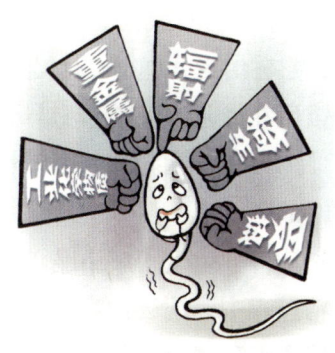

关系,但与看电视没有直接联系。目前有5个环境因素已经被证实会减少精子数量,包括:

(1)工业化学物质。如苯、除草剂、杀虫剂和某些绘画材料等。

(2)重金属,尤其是铅。

(3)盆腔区辐射或X线照射。

(4)受热过高。如频繁洗桑拿、热水浴、将手提电脑放在大腿上等。睾丸过热,产生精子就更少。

(5)长时间骑自行车。那些喜欢自行车运动的男性应格外小心,因为这可能会损害部分精子。

此外,有研究认为,精索静脉曲张等多种疾病原因也会影响精子数量。感染,尤其衣原体和淋病奈瑟菌等性病感染也会降低精子活力。

男性要想保持精子数量,应该适当增加体育锻炼,身体过度肥胖,会导致腹股沟处温度升高,不利于精子生长,从而影响生育;避免高温,睾丸温度较身体其他部位要低;放松身心,精神压力过大不利于精子成长;多吃绿色蔬菜,戒烟戒酒,也可以提高精子质量。

46. 保养得好,精液是用不完的

禁烟、限酒、减肥、远离辐射源……

对于精液,中国人自古就有一种"珍惜"的情结。民间素

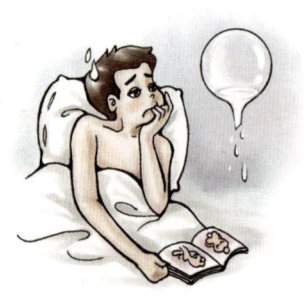

有"一滴精十滴血"的说法,在名著《红楼梦》中更是出现了这样的场景:贾瑞挨冻挨饿后在风月宝鉴前自慰导致精枯而亡。其实,只要保养得当,精液是不会枯竭的。

我们首先从科学角度了解下精液的组成。在射精过程中,附睾内高度浓缩的精子悬液和附属性腺(前列腺、精囊腺和尿道球腺等)的分泌物混合稀释组成了精液,其中附属性腺的分泌物约占精液的90%,这其中又主要来自前列腺和精囊腺的分泌物。从成分来看,精液除精子外,90%是精浆,精浆成分近似于血浆,主要是水,此外还有少量蛋白质、微量元素等,这些通过新陈代谢很容易补充。因此,一般而言,射精不会对身体造成损失。

精液主要由各个附属性腺分泌的液体组成,一般没有固定的量,目前世界卫生组织规定精液量要大于1.5毫升。精液量过少可能是不完全逆行射精(精液向后射入膀胱),或缺乏雄激素所致,也可能是精囊腺发育不良、射精管阻塞等问题造成的。

一些男性为了保护精液而禁欲,这完全没必要。因为即使禁欲,精子在附睾内蓄积到一定程度,也会自溢而出,或者进入尿道随尿排出,不仅不能保存精液,还不利于身心健康。当然,纵欲也不利于精液健康,会使生殖系统和盆腔处于充血状态,患上生殖系统疾病。

要想让精液用之不尽,最好的办法是科学保养。吸烟对男性精液有负面影响,甚至导致睾丸萎缩,所以应禁烟;少饮酒;辐射和有害的化学物质也不利于男性精液,所以要远离;

三、男人之"扰"

肥胖能降低男性血清睾酮水平,不利于男性精液,应加强锻炼,积极减肥。

47. 怎样提高精子质量

男性一次射精可以释放出约 2 亿个精子,最后只有 1 个精子"杀出重围"进入卵细胞,形成受精卵,生命就此开始。而高质量的精子,就是生命起源的基础。一般来说,精子质量包括精液量、精子密度和精液中精子的总数量、精子凝集、精子活力与活率、精子形态、精液液化及精浆成分等方面的情况,在临床上可以通过精液常规化验来检测。

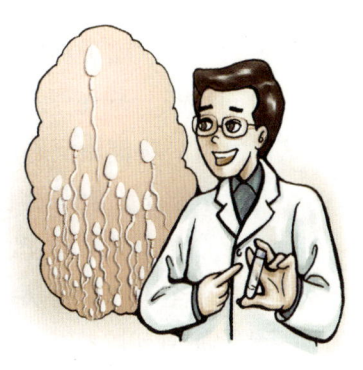

正常的精液颜色是灰白色或略带黄色。精液量的正常值要 ≥ 1.5 毫升。小于 1.5 毫升,为精液量过少,此时精液与女性生殖道接触面积小;大于 7 毫升时,为精液量过多,这种情况不但精子密度降低,而且容易从阴道中流出。正常精液射出后,在精囊凝固酶的作用下变为胶冻状,若射出精液 60 分钟后仍不液化属于异常。精子计数一般以每毫升精液中的精子数表示。正常计数 ≥ 15×10^6/ 毫升。低于此值,为精子过少,见于各种原因导致的生精功能障碍等。

要想提高精子质量,应适当增加体育锻炼,男性身体过度肥胖,会导致腹股沟处温度升高,不利于精子生长,从而影响生育;避免高温,睾丸温度较身体其他部位要低,高温蒸浴会直接伤害精子,还会抑制精子生成;放松身心,精神压力过

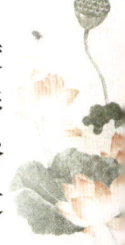

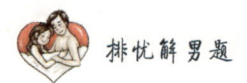

大不利于精子成长,放松心情会增加受孕的机会;多吃绿色蔬菜,戒烟戒酒,也可以提高精子质量。

48. 射精太慢也是问题

很多男性都很在意自己在性生活时能坚持多久不射精,觉得这是关乎面子和尊严的大问题。但是,有的男性虽然性生活时间很长,却感觉不到"性福"。实际上,射精过于迟缓,也隐藏着一些健康问题。

医学上,有一种性功能障碍叫射精延迟,是指有性欲望,能够产生有效的勃起,但是在长时间的性刺激下才能发生射精,甚至不射精的病症。射精缓慢多与以下因素有关:疾病因素,如前列腺疾病、结核病、高血糖、性兴奋障碍等,都可

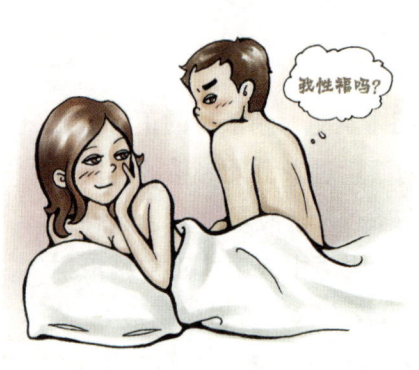

能会使男性射精过慢;长期过度自慰,会无形中提高射精中枢需要的性刺激的阈值,造成射精慢;包皮过长和包茎,使龟头不能外露,减弱了性刺激的强度;因种种因素导致精神上过于紧张,造成射精过慢;因使用安全套而减弱了性刺激,以致出现射精慢。某些药品也可延缓或妨碍射精,如地西泮(安定)等镇静剂、抗过敏药、平滑肌解痉药、降压药,以及雌激素等药品,长时间或过多服用都会影响射精,严重时可引起阳痿。因此,如果射精出现困难,不要以为没有问题,要及时就医排除。

三、男人之"扰"

还有一点要提醒的是，如果经常强忍不射精，也会影响射精功能，从而发生射精时间延迟，甚至造成不射精。同时盆腔长时间充血，会加重神经系统和性器官的负担，并影响性感受，使男人不能全身心地投入到性的享受中，久而久之，会使男性性欲降低，不利于男人性能力的充分发挥，并容易诱发勃起功能障碍。另外，忍精不射并不一定真的是让精液不射出来，更可能的是使精液"走后门"，即发生逆行性射精，精液逆行进入到膀胱内，然后随着尿液排出体外，长此以往会影响男人的生育能力。

49. 忍精不射很伤身

民间常说"一滴精，十滴血"，很多人认为，精液是比血液还宝贵的"元气"，射精多了会伤身，故有很多人忍精不射。其实，精液是由精子和精浆组成，所含的成分中90%以上是水分，另外含有少量的蛋白质、脂类、糖、酶类、无机盐和锌等微量元素。这些成分并不神秘，通过饮食及人体正常的新陈代谢就可以不断地得到补充。性爱中忍精不射可能会给身体带来很多危害。

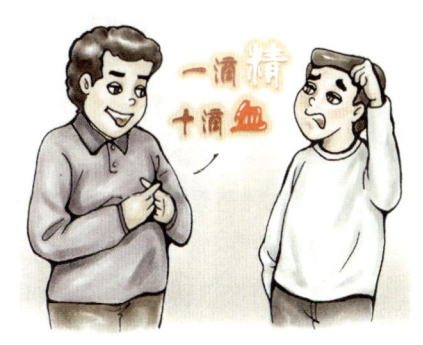

首先，易导致射精功能异常。突然中断性交，强烈抑制射精，时间长了可能会影响射精功能，出现射精时间延长、射精快感减弱、射精痛、逆向射精，甚至不射精等。

其次，可能诱发勃起功能障碍。中断性交对勃起神经反射

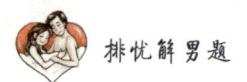

弧和心理的干扰作用明显,长期忍精不射可从神经系统和心理因素诱发阳痿。

再次,诱发血精和前列腺炎。正常性生活后,阴茎和前列腺等性腺器官的充血可以逐步减退。若性交突然中断,前列腺和精囊广泛、持久地充血,可诱发血精及无菌性前列腺炎的发生。

最后,危害夫妻感情。性生活不酣畅淋漓,妻子很难达到性反应高潮,久之会产生对性生活的不满足感,还可能因盆腔慢性充血而导致一系列不适症状,长期这样还会影响夫妻感情。

总之,忍精不射对人的正常性生活是一种误导,有悖于人体正常的新陈代谢,有损身心健康。如果因为性生活过频而感到疲劳时,应当及时调整性生活的次数,而不是忍精不射。

50. 频繁遗精要当心

过度劳累、内裤太紧、炎症刺激都能导致遗精

遗精是指在没有性生活时发生射精,常见于青少年男性,一般是正常生理现象。按照发生时间,遗精分为梦遗和滑精:发生于睡眠做梦过程时叫梦遗,发生在清醒时叫滑精。

遗精一般发生于男性性成熟后,12岁以前非常罕见,14岁时发生率约为25%,16岁约为55%,18岁约为70%,20岁可达到80%。进入青春期后,男性内生殖器逐渐成熟,睾丸不断产生精子,附睾、前列腺和精囊腺等附属性腺分泌物构成精浆,精子和精浆储存到一定程度就需要排出体外,精

三、男人之"扰"

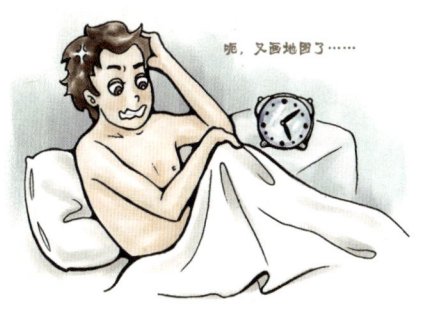

满自溢,犹如"日中则昃,月满则亏",所以是种正常生理现象。

但如果性生活规律后还经常遗精,一周多次甚至一夜多次,或者有性欲就出现遗精,则是病理性的,可能由以下原因导致:心理因素,表现为缺乏性知识,过度关注性问题,使大脑皮质处于持续性兴奋状态而诱发遗精;体力或脑力劳动过度也可诱发遗精;炎症刺激,如包皮炎、精囊炎或前列腺炎等;局部刺激,如衣裤过紧、睡眠时被褥太重刺激外生殖器,也可诱发遗精等。

过去有种错误观点,把精液视为男性元气,认为"一滴精,十滴血",发生遗精会严重损害男性健康。其实不然,由于精液中80%是水,仅含有少量蛋白质和微量元素等,如果不是频繁遗精,对男性健康没有太大影响。当然,病理性遗精就需要针对原因进行治疗:如是心理性因素,需要学习科学性知识,性生活要规律,把精力放到学习或工作上;如果是过度疲劳,注意劳逸结合即可;如是炎症,则需要进行针对性治疗;如是局部刺激,则不要穿特别紧的内裤等。

四、男人之"烦"

51. 前列腺，掌管射精与排尿

分泌雄性激素，帮助精子活动，扼守排尿要道

前列腺是男性特有的性腺器官，大小和形状与栗子相似，位于膀胱颈的下方，包绕着膀胱口与尿道结合部位，这部分尿道也因此被称为"尿道前列腺部"。

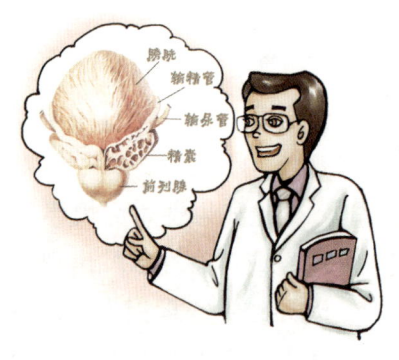

首先，前列腺是男性重要的附属性腺，具有外分泌功能，其分泌受雄性激素的调控。它可分泌前列腺液，每天可分泌 0.5~2 毫升较稀薄的乳白色液体，在射精时与精液混合，占精液总量的 13%~32%，对精子正常的功能具有重要作用，对生育非常重要。同时研究发现，前列腺液中含有果酸和氨基酸，是精子活动的能源；前列腺液中也含有大量的枸橼酸、磷酸、钾、钠、镁、钙等物质，可使精液呈微碱性，中和阴道的酸性环境，提高精子的生存率和活力。

其次，前列腺还具有内分泌功能。前列腺内含有丰富的 5α-还原酶，可将睾酮转化为更有生理活性的双氢睾酮。双氢睾酮在良性前列腺增生症的发病过程中起重要作用，使增生的前列腺组织萎缩。

再次，前列腺有控制排尿的功能。前列腺起自膀胱颈，直达尿生殖膈，平均长度约为 3 厘米。这段尿道从底至尖贯穿整个前列腺，参与构成尿道内括约肌。发生排尿冲动时，伴随着逼尿肌的收缩，内括约肌则松弛，使排尿顺利进行。所以，前列腺扼守着尿道上口，一旦有病，排尿首先受影响的道理就在于此。

最后，前列腺还有运输功能。两个精囊腺呈分叶状，近似倒"八"字形，紧贴于膀胱后壁与直肠之间，其排泄管与输精管末

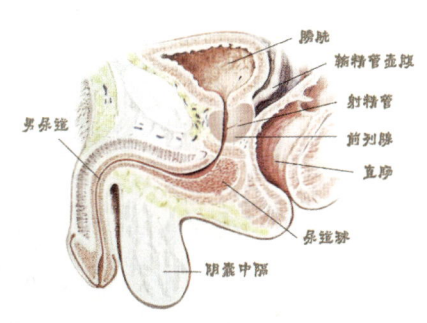

端汇合，穿过前列腺进入尿道前列腺部，开口于尿道嵴上。前列腺实质内有尿道和两条射精管穿过，当射精时，前列腺和精囊腺的肌肉收缩，可将输精管和精囊腺中的内容物经射精管压入后尿道，进而排出体外。由此可见，前列腺与精囊腺、射精管的关系十分密切，患前列腺炎时，常可累及精囊腺而导致精囊炎。

52. 前列腺带来的苦恼

中青年易受炎症困扰，老年人多有肥大增生

我们知道，前列腺掌管着射精与排尿，是男人的重要性腺器官。不过，它在让男性"雄风"展现的同时，也可能出现一些问题，带来不少苦恼。

一般中青年容易受到前列腺炎的困扰。前列腺炎是指前列腺特异性和非特异性感染所致的急慢性炎症。急性前列腺炎一般表现为尿频、尿急、尿痛，会阴部坠胀疼痛，向腰骶部或

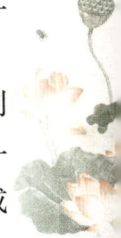

大腿放射，严重时可出现高热、全身疼痛等症状。慢性前列腺炎的症状轻重不一，轻者可无症状，但多数患者能感到会阴部或直肠有疼痛，还可能出现排尿不适等症状。

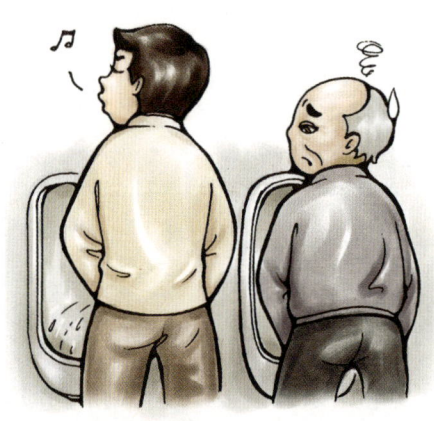

老年男性多伴有前列腺肥大增生，同时要预防前列腺癌。前列腺增生是指前列腺逐渐增大，对尿道及膀胱出口产生压迫，临床上表现为尿频、尿急、夜尿次数增加和排尿费力，并能导致泌尿系统感染、膀胱结石和血尿等并发症。前列腺癌就是发生于男性前列腺组织中的恶性肿瘤，是前列腺腺泡细胞异常无序生长的结果。目前公认的前列腺癌筛查最简便的方法是：前列腺直肠指检和血清前列腺特异性抗原（PSA）检测相结合。通常男性应在50岁时开始前列腺癌筛查。

为了减少前列腺带来的困扰，男性要学会"养护"它。首先要多饮水，不憋尿。一旦膀胱充盈有尿急，就应立即小便，排出废弃物。其次要定期排精。前列腺液是精液的组成部分，定期排出可以保证其健康。此外，性生活也不能过于频繁，否则会使前列腺长期处于充血状态，引起前列腺增大。再次，要注意卫生。男性会阴部分泌的汗液比较多，经常处于湿润

四、男人之"烦"

状态,所以这一部位更容易藏污纳垢,建议仔细清洗,避免细菌感染导致前列腺炎症发作。生活中选择透气性好的棉质内裤。另外,患慢性前列腺炎的男性每晚热水坐浴20~30分钟(42℃左右),以缓解全身肌肉与前列腺的紧张,从而减轻症状。最后,要减少辛辣刺激食物、减少饮酒,多吃蔬菜和水果,给前列腺提供良好的生存条件。

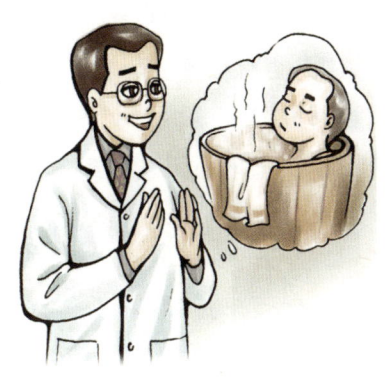

53. 前列腺炎,要戴套性爱

前列腺炎是男性常见疾病,大约50%的男性一生当中都会经历不同程度前列腺炎的困扰。虽然它不是一种危及生命的疾病,但严重时会影响患者的生活质量,并出现心理焦虑、抑郁,甚至性冷淡等。

作为男性,首先要对前列腺炎有科学的认识。前列腺炎一般分为四种类型:急性细菌性前列腺炎、慢性细菌性前列腺炎、慢性前列腺炎和无症状性前列腺炎。

前两种主要是由于过度疲劳或合

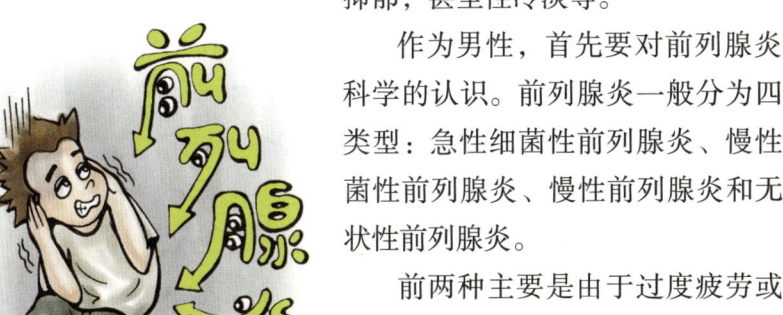

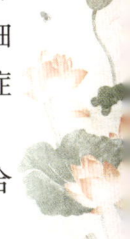

并其他慢性疾病，导致机体抵抗力下降，细菌入侵引起的，一般会出现发热、尿频、尿急、尿痛等急性症状，并伴有慢性排尿疼痛、排尿异常及骨盆区疼痛等表现。患者此时应注意休息，加强营养，增强抵抗力，在医生指导下应用抗生素治疗。慢性前列腺炎最常见，主要表现为长期、反复的骨盆区域疼痛不适，持续时间超过3个月，可伴有不同程度的排尿症状和性功能障碍，严重影响患者的生活质量。目前发病机制未明，针对前列腺液中是否有细菌及药敏试验采用针对性、长疗程治疗。无症状性前列腺炎一般无临床症状，只是在体检中或者其他疾病检查过程中发现，一般无须治疗。

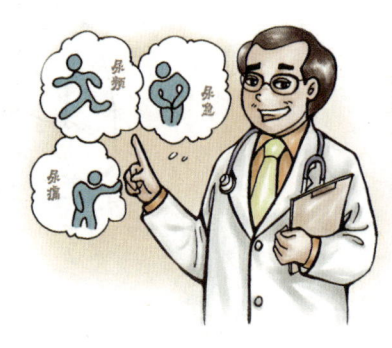

一些男性发现前列腺出现问题后，对性生活也敬而远之。其实，患了前列腺炎并非意味着性能力丧失，只要适当调整，也能享受性爱。对于急性细菌性前列腺炎，发病时应避免性生活，但病情好转后，可恢复正常性生活。慢性细菌性前列腺炎患者如果培养液中发现支原体、衣原体，过性生活时，注意采用安全套，防止交叉感染。治疗期间，注意检查爱人是否也有相应感染，如有则需要同时治疗。慢性前列腺炎患者因长期骨盆区不适或者疼痛，可能影响性生活，但保持定期、规律的性生活也是治疗慢性前列腺炎的一个重要法宝。无症状性前列腺炎患者不影响性生活。总之，对于前列腺炎来说，正确认识它，保持良好的生活、作息习惯，合理用药，保持乐观向上的生活态度，定能战胜前列腺炎的困扰。

四、男人之"烦"

54. 包皮，男人的保护伞

保持阴茎润滑，抵御病菌入侵

随着大众健康意识的增加，越来越多的人咨询关于包皮的问题，甚至有家长早早地带着孩子来要求做包皮手术。这层薄薄的皮肤到底有什么作用，什么情况要手术呢？

包皮，是阴茎皮肤在阴茎头处褶成双层的皮肤。它并不是身体的"累赘"，目前已证实有重要的生理作用。①保护功能：就像眼睑保护眼睛一样，包皮能保护阴茎头，使它保持柔软、湿润和敏感，同时还可以让阴茎头保持一定的温度，调节pH平衡以及一定的清洁作用。

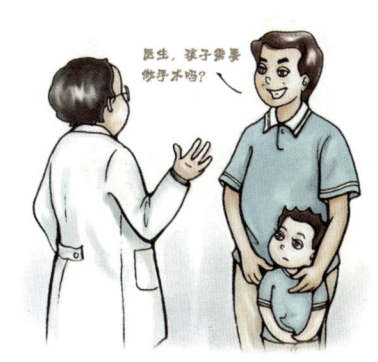

②免疫功能：包皮的腺体和包皮黏膜的浆细胞能够分泌一些抗细菌和病毒的成分，如溶菌酶、郎格汉斯细胞、免疫球蛋白等，从而预防感染。

不少人婴幼儿期包皮较长，不能露出龟头和尿道外口，这叫"生理性包茎"。随着青春期发育，阴茎增大变长，包皮会自然向后退缩，阴茎头和尿道口也就暴露出来了。因此，多数儿童不必急于做包皮环切手术。如果到了成年，包皮口仍然狭窄，或包皮与阴茎头粘连、包皮不能上翻露出尿道口或阴茎头，则可诊断为"包茎"。包皮虽然能上翻露出龟头，但包皮口很小、盖住尿道外口，就称"包皮过长"。

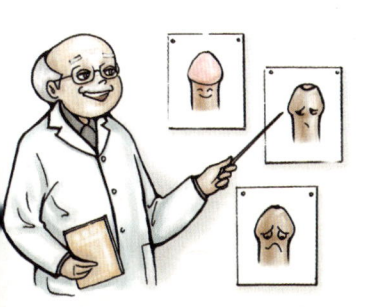

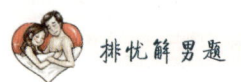

一般来说，包茎需行手术治疗，包皮过长则可视情况而定。如果经常滋生细菌造成龟头炎，或分泌物及沉积物聚积严重形成包皮垢，就要积极就诊，必要时手术治疗，以免长期慢性炎症及包皮垢刺激，诱发严重病变。对于已婚男性来说，包皮过长还可能使伴侣产生念珠菌感染，造成阴道炎、宫颈炎等妇科疾病，这种情况也要尽早治疗。

55. 睾丸，男人雄风发源地

生成精子，分泌激素，维持性欲

男性的睾丸属内生殖器官。正常情况下有两个，分别位于左右两侧的阴囊内，大小对称，呈稍扁的卵圆形。健康青年男性纵向长度4~5厘米。有的男性睾丸一大一小，一高一低，如果差别不大，均属正常。睾丸的功能主要是生成精子和分泌激素。

从青春期到老年期，睾丸都有生成精子的作用，但45岁

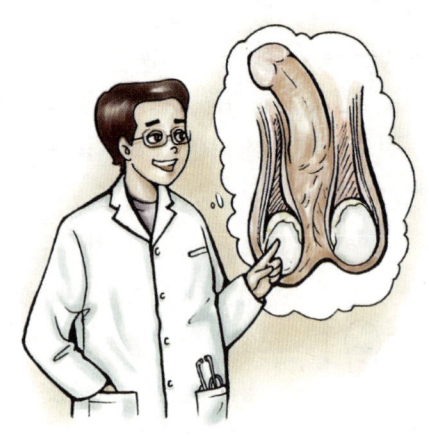

四、男人之"烦"

以后，生精能力逐渐减弱。一些先天的和后天的因素会降低睾丸的生精功能，甚至导致男性不育。

睾丸分泌的激素主要是雄性激素。在雄性激素中，睾酮的生物活性最强，也最重要。睾酮的主要作用是影响胚胎分化、促进内生殖器的发育、维持生精作用、刺激附性器官的生长和维持性欲，同时对代谢也有很大影响。

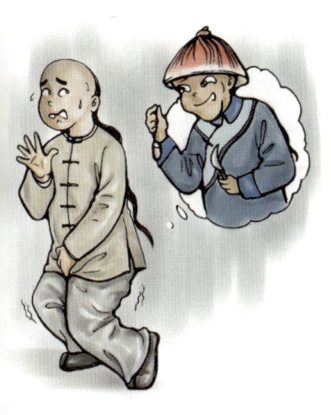

在古代中国有这样的规定：太监都要先割掉睾丸才能进宫。这些太监都会失去某些男性特征，比如说不长胡子，体毛稀少，也不能进行性生活，而且他们的寿命也比正常男性短。产生这些后果的原因就是因为他们没有了能产生睾酮的睾丸。

总之，有了睾酮，男人更像男人。

正常男性血液中睾酮以 20~50 岁含量最高，50 岁以上则随年龄增长而逐渐减少。这个时候很多老年男性会出现精神紧张或抑郁、易于疲倦、记忆力下降、注意力不集中、失眠、潮热、出汗、性欲下降和勃起功能障碍等症状，也就是我们所说的进入了男性更年期。

很多因素都会影响睾丸的功能。睾丸必须在低于体温的情况下，才可以发挥正常的生理功能，所以睾丸位置较高或患隐睾症的患者，以及经常暴露于高热状态下的男性，睾丸功能都会受到影响。精索静脉曲张是男性常见病，在正常人群中发病率约 15％。一些药物、化疗和放疗是影响睾丸功能的医源性因素。环境污染物对男性健康也可能造成影响。

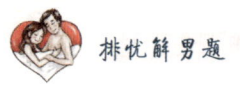

56. 阴茎的功能

只要长度大于 5 厘米，硬度足够，都可进行性生活

阴茎是男性性爱时最重要的器官，因此也被称为男人的"命根子"。它平时柔软，隐藏在包皮内；性爱时勃起，伸长并变粗变硬。其主要功能是排出尿液、精液和进行性交。

对男性来说，幼儿的包皮较长，包着整个阴茎头，随着年龄的增长，包皮逐渐变短，阴茎头会露出来。如果成年后，阴茎头仍然被包皮包覆，或包皮口过小，阴茎头露不出来时，称为包皮过长或包茎。包皮过长的男性性生活质量会下降，比如早泄。而且包皮内容易存留污物，导致炎症。

阴茎的大小存在众多差别，与民族、种族等都有关系，许多因素都可能影响平时阴茎的大小，包括身体脂肪过多、天气过冷、压力等。中国人的男性阴茎长度平均在 10~12 厘米，这里指的是勃起时的长度。测量方法是用直尺抵住阴茎根部，一直测量到龟头末端的长度。

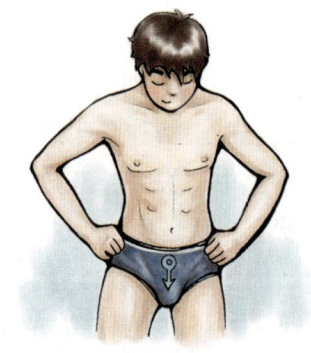

欧美国家男性的阴茎比亚洲男性的粗大，同时亚洲女性的阴道却比欧洲女性的阴道要短和细得多。女性最容易兴奋和引起高潮的 G 点位于距离阴道口 3 厘米左右的前壁内。一些青年男性喜欢与别人比较，特别是跟色情片中的男主角对比，然后觉得自己阴茎短小，感到自卑。其实，一般医学上认为，只要男性阴茎长度大于 5 厘米，勃起时的硬度可以，再配合一定

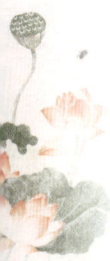

四、男人之"烦"

的性爱技巧,都可以进行正常的性生活。

当代男性在不断增加的生活压力下,再加上一些不良的生活习惯,阴茎会出现勃起功能障碍(ED),也就是人们常说的"阳痿"。它是指阴茎持续不能达到和维持足够硬度的勃起和勃起时间,以进行满意的性生活,且时间超过3个月。但是,值得指出的是,偶尔的勃起困难,时间没超过3个月,就不要随便给自己扣上"ED"的帽子,否则会给自己带来负面的心理暗示,使得偶尔勃起困难成为常态,影响正常的性生活。出现ED的患者也不必害怕,及早到正规医院进行检查和治疗。

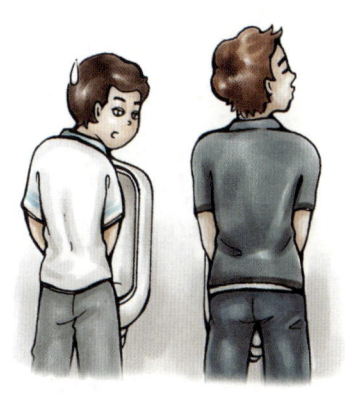

57. 羞涩的阴囊

一受刺激它就会"藏起来"

阴囊是一个皮肤囊袋,位于男性阴茎的后下方。阴囊的皮肤薄而柔软,有少量阴毛,色素沉着明显,主要功能是保护睾丸和附睾。

生活中,当天气过冷或皮肤受到外部刺激时,阴囊会变得十分羞涩,迅速收缩并向上提升,将自己"藏起来"。其实,这是阴囊在发挥它的调节功能。阴囊有易收缩和伸展的特点,

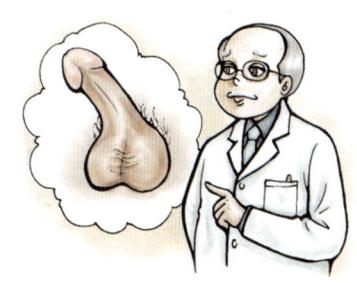

借以调节睾丸所适应的温度，保持局部温度低于体温 2~3℃（产生精子的最适宜温度）。

临床上，不少男性经常因为阴囊瘙痒感到苦恼，担心自己得了"大病"。其实，引起阴囊瘙痒的原因很多。平时体力劳动多或由于肥胖而出汗多的男性，阴部温度高、汗多、潮湿、透气差，阴囊皮肤受到汗液浸渍、内裤摩擦等影响，易产生瘙痒现象；穿过分紧身的牛仔裤、不吸水不透气的尼龙内裤，也可以产生这种情况。此时，只要换上宽松透气的衣物，勤换衣裤保持阴囊部位干燥，瘙痒感自会消失。

身体缺乏维生素也可能导致阴囊出现瘙痒，此时阴囊会出现红斑、干燥、脱屑、丘疹和结痂等变化，并伴有瘙痒，同时还可能出现口角炎、舌炎和口腔溃疡等。这种情况可能是维生素 B_2 缺乏导致的阴囊炎，要到医院检查治疗，还可以多吃富含维生素 B_2 的食物，如奶类及其制品、动物肝肾、蛋黄、胡萝卜等。此外，由真菌引起的炎症如念珠菌感染、股癣等，都可以引起阴囊炎，发生瘙痒；阴囊部位的神经性皮炎、湿疹等也可以有瘙痒。

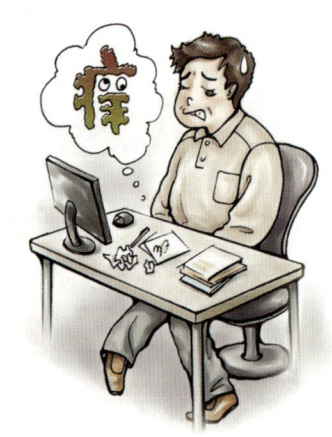

年龄比较大的男性，经常会感到阴囊潮湿，同时会伴有多汗、乏力、性欲差、性生活不好。这部分男性多半是患有雄激素缺乏或男性更年期综合征，应该到正规医院接受相关检查，必要时接受治疗。

四、男人之"烦"

58. 男人更年期也会没性欲

适当补充睾酮，妻子多些爱抚

女性有更年期，男人也一样有。50岁以后，大多数人会经历更年期症状：没性欲、易疲倦、记忆力下降、注意力不集中、阵发性潮热、爱出汗……

男性更年期出现的种种问题，主要是由于身体分泌雄性激素的功能衰退，特别是睾酮的分泌减少，进而导致一系列身心障碍。更年期阶段，男性在性生活方面可能会面临很多困扰，主要包括以下三方面：一是性欲降低，有时不能满足妻子的要求。二是出现勃起功能障碍，晨勃次数减少，进而担心自己得了大病。三是性生活中感觉精力、体力不济，不再如年轻时生龙活虎，性爱后会觉得疲惫不堪。

对因更年期而出现的性方面问题，不必过于担心，应积极调整应对。首先要明白，这是正常生理阶段，应放松心情，加强体育锻炼、增强体质、振奋精神、保持平和乐观的情绪、养成良好的生活习惯。其次，爱人的理解和支持很重要，平时应多些沟通，性爱前多些爱抚、接吻等刺激，妻子要多鼓励和称赞丈夫。还可以适当用些情趣用品，增加性爱的趣味性。再次，在医生的指导下，适当补充睾酮可以改善整体健康状

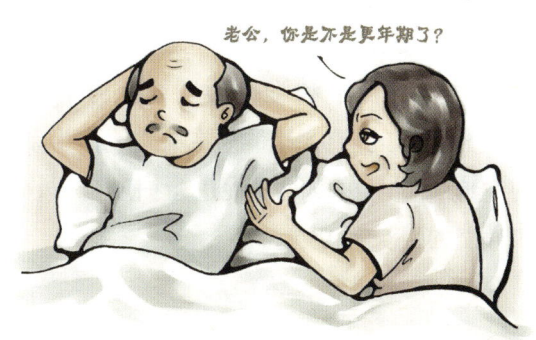

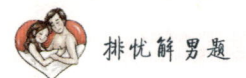

态和情绪，提高性欲，增加肌力和骨质密度。最后，男性要注意保养，不能像年轻时一样拼命工作，更不能熬夜、喝酒、吃过于油腻的食物，每年要定期体检，尤其要检查前列腺、睾丸、雄性激素等，一旦发现问题，要及时咨询医生。

59. 缺少雄激素，性欲就没了

多吃动物内脏、牡蛎、鳝鱼等五种食物都有好处

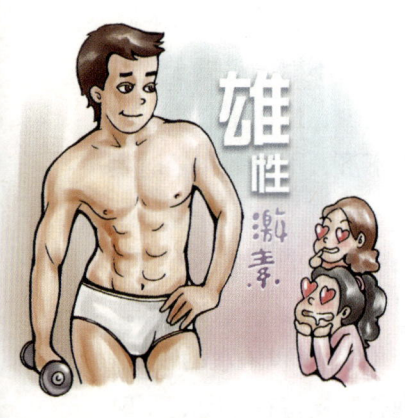

一提到激素，人们常会想到女性体内的雌激素。其实，在男性体内，也有一种关乎健康的重要激素——雄激素。虽然雄激素男女体内都有，但男性最有代表性。

雄性激素对男性一生都有重要作用，这主要包括以下几方面：首先，决定生殖器的分化。雄激素可以使外生殖器分化成阴茎，如果胚胎时期缺乏雄激素的刺激，原始生殖器就会向女性型转化。其次，刺激男性性器官的发育，并使它们保持成熟状态。阴茎、前列腺、精囊的发育增大，都需要雄激素的刺激。在雄激素的作用下，男子到青春期就会出现喉结，声带增厚而声音低沉，长出阴毛、腋毛、胡须，骨骼粗壮、肌肉发达，显示出男子的阳刚气质。再次，促进和维持性功能。男子的性欲要求、性兴奋的发生和勃起的能力，都需要雄激素作为动力。最后，促进精子的生成，同时可以明显促进蛋白质合成，增长肌肉，促进机体和骨骼的生长等。

四、男人之"烦"

一般来说，男性到中年后容易出现雄激素下降的问题，可以通过调节饮食进行补充。

（1）**可以适量吃一些动物内脏**。适量食用动物的心、肝、肾、肠等内脏，有利于提高体内雄激素水平，改善性功能。

（2）**多吃含锌食物**。锌对于男子生殖系统正常结构和功能的维护有着重要作用，含锌量最高的食物首推牡蛎，牛肉、牛奶、豆类等也不错。

（3）**吃含精氨酸的食物**。此类食物有黏滑的特点，如鳝鱼、鲶鱼、泥鳅、海参等。

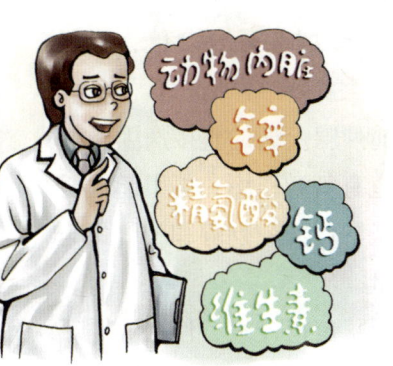

（4）**吃含钙食物**。含钙丰富的食物有虾皮、蛋黄、海带等。

（5）**吃富含维生素的食物**。维生素 A 和维生素 E 有助于延缓衰老和避免性功能衰退，它们大多存在于新鲜蔬菜、水果中。

如果激素减退严重，要及时咨询医生。

60. 几种前列腺杀手

近些年来调查显示，广大都市男性人群中前列腺疾病、性功能障碍和男性不育等男科疾病的发病率逐年上升，目前男科疾病已经成为继肿瘤和心脑血管疾病之后的第三大男性健康"杀手"。临床数据指出，约有 70% 的都市男性"办公族"患过男科疾病。最近日本著名小说家渡边淳一因前列腺癌去世的消息一出，人们在感叹一代文豪逝去的同时，也更加关注男性前列腺。

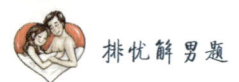

"前列腺疾病"一个听着就让人惶惶不安的名词,却让多少男性朋友苦苦挣扎其中。该病是中老年男性的"噩梦",男人往往在不经意间频频"中招";发病率高达65%以上,成为横亘在男人生命进程中一道无法跨越的"门槛"。那么我们生活中哪些不良嗜好暗藏杀机,一直威胁着我们原本健康的前列腺?

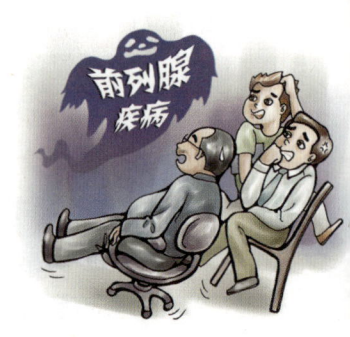

(1)**过度烟酒**。大量临床数据表明,吸烟者的前列腺疾病患病率比不吸烟者高1~2倍,吸烟越多,时间越长,对前列腺的危害越大。

(2)**辛辣食品**。辛辣食品不是前列腺疾病的直接病因,但是酒类、辣椒等食品对前列腺和尿道有刺激作用,可引起短暂的会阴部的不适,还可引起血管扩张,促使前列腺和膀胱颈充血、水肿,造成前列腺的抵抗力降低。

(3)**久坐**。经常久坐的男人前列腺负担较重,使血液循环变慢,尤其是会阴部,导致前列腺慢性充血淤血,局部代谢产物堆积,前列腺腺管阻塞,腺液排泄不畅,导致慢性前列腺炎的发生。

(4)**受凉**。前列腺有丰富的肾上腺受体,受凉时前列腺极易引起交感神经兴奋,导致肾上腺收缩,使尿道内压力增加,影响排尿,而排尿困难又会对前列腺产生不良的影响。

(5)**长期便秘**。便秘者直肠内积聚大量粪便,会加重临近的前列腺充血,便秘者往往用力排便使腹压增加,压迫前列腺可使尿道变细,排尿受阻,对前列腺健康不利。

(6)**经常憋尿**。经常憋尿可以使膀胱充盈胀大,导致排尿无力,引起局部压力增大和血流不畅,加重前列腺肥大的症状。

五、男人之"忧"——国人最关心的男性健康问题

2013年10月28日是我国第14个"男性健康日",《生命时报》为此联合中华医学会男科学分会、搜狐网"健康"频道、39健康网"男性"频道共同进行了一项"中国人最关心的男性健康问题"调查。共有3004人通过网络、微信等方式参与调查讨论,选出了他们最关心的五大男性问题。就此,我们请男科学分会专家进行专业解读,帮男性朋友答疑解惑。

61. 问题一　性功能障碍

紧张劳累要不得

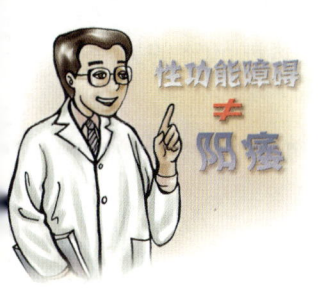

据估算,人一生会进行2000~3000次性生活。次数多,出现问题的概率也就高。因此,调查中性功能障碍位居"最受关注的男性健康问题"之首。事实上,在男科门诊中,这类疾病患者也非常多。

性功能障碍并不等同于老百姓常说的阳痿。男性正常的性功能包括三个方面:一是性欲,也就是对性的一种渴求和欲望;二是勃起,即阴茎能够正常勃起,达到一定的硬度,并能维持到射精;三是射精及性高潮。这三个方面中任何一个环节出现问题,都可以称为性功能障碍。由此,医学上把它们进行了分门别类,一般来说包括:性欲障碍(如性欲低下、性欲亢进等)、勃起

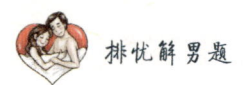

功能障碍（ED）、射精功能障碍（如早泄、不射精、逆行射精等）。当然还有一些比较少见的性功能障碍，如阴茎异常勃起、性恐惧等。

如果在生活中出现了性功能障碍方面的问题，要学会正确处理。首先，无需过于紧张和惊慌，应该明白，偶尔性交失败是不能诊断为性功能障碍的。其次，要及时就医，由于性功能障碍涉及个人的隐私，部分患者常讳疾忌医，但性是健康的风向标，出现问题不能掉以轻心。最后，还要学会减压，不要过于忙碌紧张，保持心情愉悦。

62. 问题二　前列腺疾病

自我保养很重要

前列腺是男性特有的性腺器官，它主要有三大功能：分泌雄性激素、帮助精子活动、扼守排尿要道。因此它一旦出现问题，会严重影响男性正常生活。统计表明，超过50%的男性，一生中至少被前列腺疾病困扰过一次。

一般中青年容易受到前列腺炎的困扰。前列腺炎又分为两

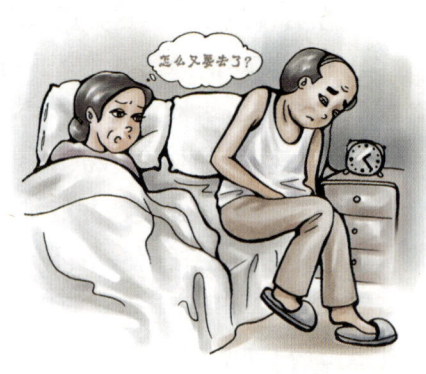

五、男人之"忧"——国人最关心的男性健康问题

种，一种是急性前列腺炎，表现为尿频、尿急、尿痛，会阴部坠胀疼痛。另一种是慢性前列腺炎，症状轻重不一，轻者可无症状，但多数患者能感到会阴部或直肠有疼痛，还可能出现排尿不适等症状。年纪大了多伴有前列腺肥大增生，主要指前列腺逐渐增大，对尿道及膀胱出口产生压迫，临床上表现为尿频、尿急、夜尿次数增加和排尿费力，并能导致泌尿系统感染、膀胱结石和血尿等并发症。

为了减少前列腺疾病的发生，男性要学会保养它。首先要多饮水，不憋尿。一旦膀胱充盈有尿急，就应立即小便，排出废弃物。其次要定期排精。前列腺液是精液的组成部分，定期排出可以保证其健康。此外，性生活也不能过于频繁，否则会使前列腺长期处于充血状态，引起前列腺增大。再次，要注意卫生，生活中选择透气性好的棉质内裤。另外，患慢性前列腺炎的男性每晚热水坐浴 20~30 分钟（42℃左右）。最后，要减少辛辣食物、减少饮酒，多吃蔬菜和水果。

63. 问题三　男性更年期

妻子安慰不能少

四五十岁后，男性睾丸重量逐渐减轻、缩小，产生精子的能力逐渐下降，睾酮分泌减少，因此会带来一些不同程度的更年期症状。

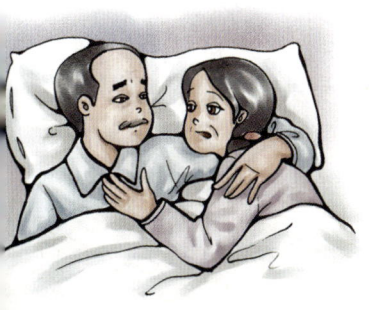

我国男性的更年期在 50~65 岁。其先兆是身体功能减退，体力渐衰，常常感到"力不从心"，需要更多的休息，从而容易陷于悲

伤、焦虑、猜疑、烦恼状态中，甚至怀疑自己的能力。其次，最明显的感觉是性功能下降，性欲、阴茎勃起、性交、射精、性高潮等一系列功能均出现生理性减退现象，因此许多人为了房事上"表现"更好，开始暗自服用各种壮阳药物。有些人还会出现血脂改变、心悸、脾气变大、多汗、水肿等症状。

不少男性出现更年期症状后，病急乱投医，不仅耽误了治疗，还加重了症状。通常我们推荐以下一些调理治疗方法。首先要进行心理上的调整。要认识到衰老是一个必然的过程，不必因此过于悲伤，要多和家人、朋友倾诉，适当地释放感情，消除紧张心理，增强信心。尤其要与妻子多交流，和爱人保持亲密关系，夫妻感情生活好，有助于平稳度过更年期。其次，要合理安排膳食，每天坚持适当的体育锻炼，不要禁欲，保持适度、愉快的性生活。最后，可以在医生指导下进行睾酮补充治疗，缓解因体内激素变化带来的不适。

64. 问题四　精液质量

不良习惯要远离

目前，全世界男性的生殖健康都面临许多问题和挑战。其中，男性不育问题十分突出，其危害程度已到了一种前所未有的地步，成了一种"现代病"。

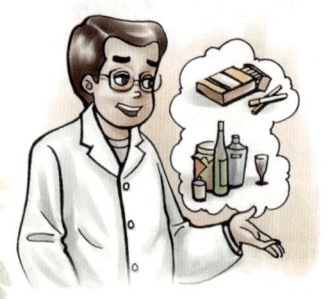

世界卫生组织规定，育龄夫妇双方在同居一年以上，有正常性生活，没有采用任何避孕措施的情况下，未能成功怀孕者即可诊

五、男人之"忧"——国人最关心的男性健康问题

断为不育，其中男性因素引起的不育症占 50%。在中国，男性不育患者是一个庞大的人群，导致的原因有很多，其中主要是精子数量少、精子畸形率高或活动度差，以及射精功能障碍或精液输出管道阻塞。我国相关报告显示，成年男性精液质量、精子计数、精子活动率、精液量均呈下降趋势。精液质量降低，可能与环境污染有关。另外，不良的生活习惯如吸烟、饮酒、久坐、穿紧身牛仔裤等，也会造成影响。

作为一个专科医生，我建议，育龄夫妇如果在一起共同生活一年以上，性生活正常仍没有怀孕的，男女双方都应到正规医院进行基本的检查。同时，为了生育健康，男性要做到睡眠充足、经常运动、饮食健康。

65. 问题五 心脏健康

血管疾病需警惕

良好的心脏功能是性能力的坚强后盾，因为男性阴茎勃起时，需要大量血液涌入阴茎，而良好的心脏功能正是这个连续、稳定血液供应的根源。任何一种影响心脏功能的因素，都可能导致阴茎勃起功能减退甚至无法勃起。所以说，保护好心脏，性福指数才高。

不同的心血管疾病对性生活有着不同程度的影响。研究发现，心肌梗死后大约有 1/4 的病人不再有性生活，另外有 1/2 的病人性生活次数较以前减少；心绞痛对性生活的影响与心肌梗死类似；充血性心力衰竭对性生活的影响更为严重。

不过，冠心病等心血管疾病并不是性生活的禁区。出现这方面问题后，要合理安排性生活，注意休息，在治疗心血管

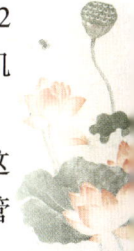

疾病时，尽量选择对性功能影响较小的药物，在病情稳定的基础上，适当安排性生活。要采取省力的体位，动作和缓轻巧，避免剧烈运动。如性生活后出现心跳剧烈、心率显著加快、呼吸急促等现象，除了及时请专科医生治疗外，应在症状完全消失一段时间后再考虑恢复性生活。

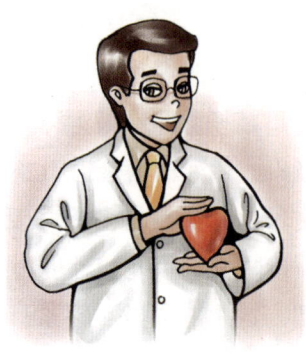